U0382224

深圳改革创新丛书

（第六辑）

Exploration on the Construction of
Modern Public Hospital Management System in Shenzhen

深圳构建现代公立医院管理制度探索

王大平　林汉城　王苏生　主编

中国社会科学出版社

图书在版编目（CIP）数据

深圳构建现代公立医院管理制度探索/王大平，林汉城，王苏生主编.—北京：
中国社会科学出版社，2019.6

（深圳改革创新丛书.第六辑）
ISBN 978 – 7 – 5203 – 4484 – 5

Ⅰ.①深…　Ⅱ.①王…②林…③王…　Ⅲ.①医院—管理体制—研究—深圳
Ⅳ.①R197.32

中国版本图书馆 CIP 数据核字（2019）第 095305 号

出 版 人	赵剑英	
责任编辑	王　茵　马　明	
责任校对	任晓晓	
责任印制	王　超	

出　　版	中国社会科学出版社	
社　　址	北京鼓楼西大街甲 158 号	
邮　　编	100720	
网　　址	http://www.csspw.cn	
发 行 部	010 – 84083685	
门 市 部	010 – 84029450	
经　　销	新华书店及其他书店	

印　　刷	北京明恒达印务有限公司	
装　　订	廊坊市广阳区广增装订厂	
版　　次	2019 年 6 月第 1 版	
印　　次	2019 年 6 月第 1 次印刷	

开　　本	710×1000　1/16	
印　　张	13.5	
插　　页	2	
字　　数	201 千字	
定　　价	58.00 元	

本书编委会

主　　编：王大平　　王苏生　　林汉城

编　　委：许金红　　洪智明　　董国营

　　　　　曾　波　　鲍丙寅

通讯作者：许金红

总序：突出改革创新的时代精神

*王京生**

在人类历史长河中，改革创新是社会发展和历史前进的一种基本方式，是一个国家和民族兴旺发达的决定性因素。古今中外，国运的兴衰、地域的起落，莫不与改革创新息息相关。无论是中国历史上的商鞅变法、王安石变法，还是西方历史上的文艺复兴、宗教改革，这些改革和创新都对当时的政治、经济、社会甚至人类文明产生了深远的影响。但在实际推进中，世界上各个国家和地区的改革创新都不是一帆风顺的，力量的博弈、利益的冲突、思想的碰撞往往伴随改革创新的始终。就当事者而言，对改革创新的正误判断并不像后人在历史分析中提出的因果关系那样确定无疑。因此，透过复杂的枝蔓，洞察必然的主流，坚定必胜的信念，对一个国家和民族的改革创新来说就显得极其重要和难能可贵。

改革创新，是深圳的城市标识，是深圳的生命动力，是深圳迎接挑战、突破困局、实现飞跃的基本途径。不改革创新就无路可走、就无以召唤。30 多年来，深圳的使命就是作为改革开放的"试验田"，为改革开放探索道路。改革开放以来，历届市委、市政府以挺立潮头、敢为人先的勇气，进行了一系列大胆的探索、改革和创新，使深圳不仅占得了发展先机，而且获得了强大的发展后劲，为今后的发展奠定了坚实的基础。深圳的每一步发展都源于改革创新的推动；改革创新不仅创造了深圳经济社会和文化发展的奇迹，而且使深圳成为引领全国社会主义现代化建设的"排头兵"。

---

* 王京生，现任国务院参事。

从另一个角度来看，改革创新又是深圳矢志不渝、坚定不移的命运抉择。为什么一个最初基本以加工别人产品为生计的特区，变成了一个以高新技术产业安身立命的先锋城市？为什么一个最初大学稀缺、研究院所几乎是零的地方，因自主创新而名扬天下？原因很多，但极为重要的是深圳拥有以移民文化为基础，以制度文化为保障的优良文化生态，拥有崇尚改革创新的城市优良基因。来到这里的很多人，都有对过去的不满和对未来的梦想，他们骨子里流着创新的血液。许多个体汇聚起来，就会形成巨大的创新力量。可以说，深圳是一座以创新为灵魂的城市，正是移民文化造就了这座城市的创新基因。因此，在特区30多年发展历史上，创新无所不在，打破陈规司空见惯。例如，特区初建时缺乏建设资金，就通过改革开放引来了大量外资；发展中遇到瓶颈压力，就向改革创新要空间、要资源、要动力。再比如，深圳作为改革开放的探索者、先行者，在向前迈出的每一步都面临着处于十字路口的选择，不创新不突破就会迷失方向。从特区酝酿时的"建"与"不建"，到特区快速发展中的姓"社"姓"资"，从特区跨越中的"存"与"废"，到新世纪初的"特"与"不特"，每一次挑战都考验着深圳改革开放的成败进退，每一次挑战都把深圳改革创新的招牌擦得更亮。因此，多元包容的现代移民文化和敢闯敢试的城市创新氛围，成就了深圳改革开放以来最为独特的发展优势。

30多年来，深圳正是凭着坚持改革创新的赤胆忠心，在汹涌澎湃的历史潮头上劈波斩浪、勇往直前，经受住了各种风浪的袭扰和捶打，闯过了一个又一个关口，成为锲而不舍地走向社会主义市场经济和中国特色社会主义的"闯将"。从这个意义上说，深圳的价值和生命就是改革创新，改革创新是深圳的根、深圳的魂，铸造了经济特区的品格秉性、价值内涵和运动程式，成为深圳成长和发展的常态。深圳特色的"创新型文化"，让创新成为城市生命力和活力的源泉。

2013年召开的党的十八届三中全会，是我们党在新的历史起点上全面深化改革做出的新的战略决策和重要部署，必将对推动中国特色社会主义事业发展、实现民族伟大复兴的中国梦产生重大而深远的影响。深圳面临着改革创新的新使命和新征程，市委市政府打出全面深化改革组合拳，肩负起全面深化改革的历史重任。

如果说深圳前 30 年的创新，主要立足于"破"，可以视为打破旧规矩、挣脱旧藩篱，以破为先、破多于立，"摸着石头过河"，勇于冲破计划经济体制等束缚；那么今后深圳的改革创新，更应当着眼于"立"，"立"字为先、立法立规、守法守规，弘扬法治理念，发挥制度优势，通过立规矩、建制度，不断完善社会主义市场经济制度，推动全面深化改革，创造新的竞争优势。特别是在党的十八届三中全会后，深圳明确了以实施"三化一平台"（市场化、法治化、国际化和前海合作区战略平台）重点攻坚来牵引和带动全局改革，推动新时期的全面深化改革，实现重点领域和关键环节的率先突破；强调坚持"质量引领、创新驱动"，聚焦湾区经济，加快转型升级，打造好"深圳质量"，推动深圳在新一轮改革开放中继续干在实处、走在前列，加快建设现代化国际化先进城市。

如今，新时期的全面深化改革既展示了我们的理论自信、制度自信、道路自信，又要求我们承担起巨大的改革勇气、智慧和决心。在新的形势下，深圳如何通过改革创新实现更好更快的发展，继续当好全面深化改革的排头兵，为全国提供更多更有意义的示范和借鉴，为中国特色社会主义事业和实现民族伟大复兴的中国梦做出更大贡献，这是深圳当前和今后一段时期面临的重大理论和现实问题，需要各行业、各领域着眼于深圳全面深化改革的探索和实践，加大理论研究，强化改革思考，总结实践经验，作出科学回答，以进一步加强创新文化建设，唤起全社会推进改革的勇气、弘扬创新的精神和实现梦想的激情，形成深圳率先改革、主动改革的强大理论共识。比如，近些年深圳各行业、各领域应有什么重要的战略调整？各区、各单位在改革创新上取得什么样的成就？这些成就如何在理论上加以总结？形成怎样的制度成果？如何为未来提供一个更为明晰的思路和路径指引？等等，这些颇具现实意义的问题都需要在实践基础上进一步梳理和概括。

为了总结和推广深圳当前的重要改革创新探索成果，深圳社科理论界组织出版了《深圳改革创新丛书》，通过汇集深圳市直部门和各区（新区）、社会各行业和领域推动改革创新探索的最新总结成果，希图助力推动深圳全面深化改革事业的新发展。其编撰要求主要包括：

首先，立足于创新实践。丛书的内容主要着眼于新近的改革思维与创新实践，既突出时代色彩，侧重于眼前的实践、当下的总结，同时也兼顾基于实践的推广性以及对未来的展望与构想。那些已经产生重要影响并广为人知的经验，不再作为深入研究的对象。这并不是说那些历史经验不值得再提，而是说那些经验已经沉淀，已经得到文化形态和实践成果的转化。比如说，某些观念已经转化成某种习惯和城市文化常识，成为深圳城市气质的内容，这些内容就可不必重复阐述。因此，这套丛书更注重的是目前行业一线的创新探索，或者过去未被发现、未充分发掘但有价值的创新实践。

其次，专注于前沿探讨。丛书的选题应当来自改革实践最前沿，不是纯粹的学理探讨。作者并不限于从事社科理论研究的专家学者，还包括各行业、各领域的实际工作者。撰文要求以事实为基础，以改革创新成果为主要内容，以平实说理为叙述风格。丛书的视野甚至还包括为改革创新做出了重要贡献的一些个人，集中展示和汇集他们对于前沿探索的思想创新和理念创新成果。

最后，着眼于解决问题。这套丛书虽然以实践为基础，但应当注重经验的总结和理论的提炼。入选的书稿要有基本的学术要求和深入的理论思考，而非一般性的工作总结、经验汇编和材料汇集。学术研究须强调问题意识。这套丛书的选择要求针对当前面临的较为急迫的现实问题，着眼于那些来自于经济社会发展第一线的群众关心关注或深入贯彻落实科学发展观的瓶颈问题的有效解决。

事实上，古今中外有不少来源于实践的著作，为后世提供着持久的思想能量。撰著《旧时代与大革命》的法国思想家托克维尔，正是基于其深入考察美国的民主制度的实践之后，写成名著《论美国的民主》，这可视为从实践到学术的一个范例。托克维尔不是美国民主制度设计的参与者，而是旁观者，但就是这样一位旁观者，为西方政治思想留下了一份经典文献。马克思的《法兰西内战》，也是一部来源于革命实践的作品，它基于巴黎公社革命的经验，既是那个时代的见证，也是马克思主义的重要文献。这些经典著作都是我们总结和提升实践经验的可资参照的榜样。

那些关注实践的大时代的大著作，至少可以给我们这样的启示：哪怕面对的是具体的问题，也不妨拥有大视野，从具体而微的实践探索中展现宏阔远大的社会背景，并形成进一步推进实践发展的真知灼见。《深圳改革创新丛书》虽然主要还是探讨本市的政治、经济、社会、文化、生态文明建设和党的建设各个方面的实际问题，但其所体现的创新性、先进性与理论性，也能够充分反映深圳的主流价值观和城市文化精神，从而促进形成一种创新的时代气质。

前　言

  大医院人满为患、小医院门可罗雀、优质医疗资源稀缺、医患矛盾尖锐等已经成为了中国社会中的热点、难点问题,究其根本,在于中国的公立医院管理制度还有欠缺——政府办医职能的错位和缺位、补偿机制不健全、激励机制不完备、医院内部运行管理水平不高等,都在不同程度上影响了人民群众对公立医院的信任及和谐医患关系的建立,损害了医疗卫生服务的公平和效率,挫伤了医务人员的积极性。笔者通过多年以来在第一线的观察与思考,深感公立医院管理制度改革的必要性与紧迫性,故而选择执笔对相关事项进行思考与探索,这也是本书写作的缘由和起因。

  由于公立医院管理权责分散在多个政府部门,办医主体不甚明确,各个政府相关部门都无法真正对公立医院发展方向和重大决策产生决定性的影响;并且,各部门在政策和管理上也缺乏统筹协调性,导致"维护公益性、调动积极性、保障可持续"的公立医院改革发展目标和政策保障难以充分显现。公立医院过度追求经济利益、公益性淡化等征象也时有发生,可以说在一定程度上偏离了政府举办公立医院的目标。但同时,政府又在不同程度上通过行政手段直接干预医院的经营管理事务,不仅影响公立医院的管理效率和效果,也因权责扭曲而难以问责。因此,公立医院管理制度的改革势在必行。

  但是,改革的过程中,阻力犹存、压力尚在。因为公立医院管理制度的改革,不仅关系到政府财政的承受能力,更决定着人民群众的根本、切身、直接利益,牵一发而动全身,改革的成功与否,将对医疗卫生事业的长远发展产生深远的影响。深圳在充分科学调研、学习、论证的基础上，大胆创新，借鉴香港医管局、上海申康医院发展中心等成功经验，于 2013 年 5 月设立深圳市公立医院管理中心，主动转变政府职能，实行"管办分开"，从此拉开了深圳市构建现代公立医院管理制度的帷幕。历经多年艰辛改革，虽取得了一些成绩；但攻坚破难、任重道远，我们还有很长很长的路要走。

基于此，本书在回顾中国构建现代公立医院管理制度历史背景，界定现代公立医院管理制度相关核心概念，构建研究理论框架，通过对国内外现代公立医院管理制度的横向比较，以及对深圳现代公立医院管理制度构建历程的纵向研究，在充分的理论研究和实地调研的基础上，对深圳市现代公立医院管理制度的改革探索进行了历史重现和篇章书写，力争通过描绘深圳现代公立医院管理制度构建的风起云涌管窥深圳医疗卫生事业改革的波澜壮阔。在刻画实践的基础上提炼深圳构建现代公立医院管理制度仍然存在的问题，并对深圳市现代公立医院管理制度的未来完善提出了政策建议，最后为全国现代公立医院管理制度的构建提供相关参考意见。

在全书的编撰过程中，编写组成员都投入了巨大的精力，倾注了巨大的心血，对相关资料进行了反复的推敲和考证，力求能够真实完整且不失公允地展示深圳构建现代公立医院管理制度的全貌，以期能够更好地提出改革的意见，引起广大读者的思考，为推动公立医院管理制度的改革贡献一份力量。但鉴于编写组写作水平有限，科研能力不足，且时间比较仓促，文中不免仍有疏漏错误之处，敬请读者海涵指正。

目　录

绪　论

第一节　研究背景和意义

一　研究背景

我国医疗费用增长过快、看病难看病贵、医患矛盾尖锐已经成为社会热点难点问题，其根本原因可能在于公立医院管理制度出现了问题。而公立医院管理制度的改革，不仅关系到政府财政的承受能力，更决定着人民群众的根本、切身、直接利益，其改革的成功与否，将对医疗卫生事业的长远发展产生深远的影响。而作为我国医疗卫生服务提供主体的公立医院，其管理制度改革的成功与否，则在很大程度上决定了整个医疗卫生体制改革的成败。

我国公立医院管理制度长期存在着政府管理职能不清晰，存在着卫生资源宏观规划不到位，越位、错位和缺位；补偿机制不健全，医院和患者医疗费用增长过快；委托—代理关系导致的行政管理不力；管理人员非职业化；内部管理制度市场经营理念缺失，激励机制不完备等主要问题，严重影响了人民群众对公立医院的信任及和谐医患关系的建立，损害了医疗卫生服务的公平和效率，挫伤了医务人员的工作积极性。建立健全产权明晰、管办分开、政事分开、权责明确、管理科学的现代公立医院管理制度，已成为中国医药卫生体制改革的现实选择和必然趋势。

党和国家对现代医院管理制度的构建非常重视，国务院办公厅陆续出台了一系列相关指导性文件：《关于县级公立医院综合改革试点意见的通知》（国办发〔2012〕33号），《关于全面推开县级公立医院综合改革的实施意见》（国办发〔2015〕33号），《关于城市公立医院综合改革试点的指导意见》（国办发〔2015〕38号），《关于建立现代医院管理制度的指导意见》（国办发〔2017〕67号），就全面深化公立医院综合改革，建立现代医院管理制度做出部署。

习近平总书记在中国共产党第十九次全国代表大会上的报告指出，"提高保障和改善民生水平……实施健康中国战略……全面建立中国特色基本医疗卫生制度、医疗保障制度和优质高效的医疗卫生服务体系，健全现代医院管理制度"。

深圳是国家公立医院改革试点的重要城市。2013年5月9日，深圳市公立医院管理中心正式挂牌运作，迈出了公立医院管办分开、政事分开改革的重要一步。构建现代公立医院管理制度是继续深化各项医疗卫生体制机制改革、提升公立医院运行管理效率、改善社会对公立医院满意度的核心内容。

二 研究意义

对深圳探索构建现代公立医院管理制度的研究，具有重要的理论意义和实践意义。具体来看，主要体现在以下几个方面：

理论意义：目前，对深圳现代公立医院管理制度的研究处于碎片化状态，现有研究多侧重于现代公立医院内部管理制度的微观层面。本书通过对深圳现代公立医院实践的全面梳理，运用公共组织理论、制度变迁理论、委托—代理理论、利益相关者理论和契约理论等对深圳现代公立医院管理制度构建进行系统的研究，弥补了对深圳现代公立医院管理制度研究的不足。

实践意义：通过对深圳现代公立医院管理制度构建的系统研究，在总结和借鉴国内外相关研究和实践经验的基础上，明确提出深圳现代公立医院管理制度改革的核心内容和方向，并提出具有针对性的政策建议，对完善深圳现代公立医院管理制度具有一定的参考价值。

第二节　国内外相关研究述评

一　国内相关研究

（一）对深圳现代公立医院管理制度的相关研究

1. 深圳现代公立医院管理体制及相关制度的研究

罗乐宣等（2012）分析了深圳公立医院的管理体制改革，特别是推行政事分开、管办分开以及强化行业管理的主要举措，总结深圳公立医院目前存在的发展瓶颈问题，如医院经营管理目标不够明确，经营风险控制制度还不够完善；公立医院的财政收入、医保偿付、医疗收费等政策以及内部分配制度或多或少存在"大锅饭"式的弊端等。

马艳、李创（2015）指出，深圳在推动公立医院改革中，建立了管办分开的外部治理机制、自主运营的内部治理机制和权责一致的政事分开运行机制，基本构建起一套符合深圳实际的现代医院管理制度。

罗乐宣、李创等（2015）总结深圳市公立医院管理中心自成立以来，着力理顺政府、公立医院、社会三者之间的关系，推动医院管理体制、运行机制、监管方式、服务模式等综合配套改革，初步构建了一套符合深圳实际的现代医院管理制度，促进医院的运行管理，更好地体现政府、医务人员和社会的意志，更好地兼顾质量、公平和效率，有效提升了医院的整体管理绩效和服务水平。

罗乐宣、徐勇等（2015）对深圳市临床医师技术等级评价制度试点进展进行分析，指出深圳市在参考美国医保管理中心等国际权威机构的医生能力评价、医生工作量核定和风险衡量方法的基础上，探索建立了临床医师技术等级评价指标体系，确定医生技术等级划分的原则及标准。该指标体系建立后在对临床医师技术等级试点评价（专科医院符合率高于综合医院，分别为78.9%和44.8%）、指导公立医院推进人事制度综合配套改革、引进深圳市实用型临床医学人才等方面显示了初步成效。

深圳市社会保险基金管理局的沈华亮在2013年发表的《深圳特色的重特大疾病保障机制建设路径及思考》一文中指出,深圳市推进大病保险与其他地方相比具有诸多"深圳特色"。一方面,增设地方补充医保、门诊重特大疾病保障和重特大疾病保障住院付费方式改革等;另一方面,保障水平达到国际要求,个人负担比例总体合理,管理成本较低,成效较为显著。

王大平、许金红(2016)研究了深圳市分级诊疗制度建设的现状,对深圳分级诊疗制度的模式做出分类,如罗湖医院集团模式,香港大学深圳医院内部分级诊疗模式等,并对分级诊疗制度全面落地面临的困难做出总结,如基层首诊吸引力不足、双向转诊动力不足及医疗体系的行政等级化等,最后对全面建设分级诊疗制度做出了加速打通双向转诊通道、加强基层"接得住"能力、完善分级诊疗利益导向机制等相关政策建议。

2. 对深圳现代公立医院内部管理制度的研究

罗乐宣、郑国彪、严吉祥等(2014)对深圳市属公立医院人员薪酬管理及人事制度改革的探索做出总结,指出深圳市公立医院管理中心自成立以来在市属公立医院人员薪酬管理及人事制度综合配套改革方面进行了积极的探索和实践,取得了一定成效。

王大平、刘辉、许金红(2016)对比了深圳市原有和新建市属医院在人事薪酬制度上的异同,对未来公立医院人事薪酬福利制度的持续改革提出相关建议。

王大平、严吉祥、许金红等(2017)对深圳市属公立医院绩效工资分配现状和改革方向做出梳理和研究。总结了市属公立医院绩效工资分配的异同,分析绩效工资分配制度产生的效果如何,并对如何改进市属公立医院绩效工资分配制度做出相关建议。

陈群好(2014)对深圳公立医院绩效量化改革的实践做出总结和思考。阐述公立医院绩效管理的内涵和意义,对深圳公立医院内部和外部考核方式及存在的问题做了总结,如管理实践缺乏理论依据、制度化规范化程度不足、指标体系不健全、考核方法欠科学等,最后提出加强医院外部考核、合理改进评价指标和加强绩效评价体系精细化管理三大建议。

王大平、刘辉、许金红（2016）总结构建公立医院法人治理结构的深圳实践。界定公立医院法人治理结构的概念和内涵，对当前发达国家地区医院法人治理结构模式做了分类：董事会模式（美国、英国、澳大利亚）、内部自主管理模式（日本）和管理委员会模式（新加坡、中国台湾等）；国内主要有内部治理模式、行政分权模式、理事会模式、董事会模式、管委会模式、公益法人治理模式六种。并在委托—代理理论框架下对构建公立医院法人治理结构的必要性做出分析，然后重点介绍了深圳对 2012 年国务院对医院法人治理结构改革关于实行医院外部决策两条途径的综合运用，完善决策、执行、监督分工制衡的权力运行机制，实现外部政府治理与内部医院治理的有机结合，并针对公立医院管理的相关特性和难点提出继续推进公立医院法人治理制度改革的思路。

许金红、王大平（2018）对深圳市属公立医院医患关系包括信访情况、伤医涉医案件情况、医疗纠纷赔偿情况等做了现状分析，梳理为改善医患矛盾医院管理部门和医院做出的努力，在借鉴医疗纠纷的"宁波解法""广东模式"基础上，提出符合深圳实际的构建和谐医患关系的相关建议。

（二）对现代公立医院管理制度的一般性研究

1. 关于现代公立医院管理制度的定义和内涵

关于现代公立医院管理制度的界定，国内学者目前还未形成统一的观点或概念定义。主要有以下几种观点：

郝瑞生（2016）：现代公立医院管理制度是指适应社会发展需求，维护公益性原则，着眼全民共享目标，在新型的公共治理框架下形成的政府、所有者代表与医院之间责任和权利关系的一系列制度安排；是建立在公立医院管理，提高公立医院运行效率，保障公立医院公益性质符合行业发展规律基础上的一系列医院制度的总和。

饶克勤（2014）《解析现代医院管理制度》：现代公立医院管理制度包括三个层面：宏观层面的政府治理制度，中观层面的法人治理制度，微观层面的医院内部管理制度。

方鹏骞（2014）：从内部和外部两个方面对中国特色现代医院

管理制度进行了界定，强调现代医院外部管理制度重点是医院管理体制创新，现代医院内部管理制度的核心是建立医院的法人治理结构和机制。

上海申康医院管理中心陈建平主任（2016）：把现代医院管理制度的内涵概括为20个字：公益方向、管办分开、政事分开、权责明晰、监管科学。

2. 关于现代公立医院管理体制的研究

张凤帆（2014）、张敏（2015）、谢俏丽（2014）指出由于医疗卫生服务行业出现了"政府失灵"和"市场失灵"，政府和市场的职责边界模糊不清，导致"看病难、看病贵"，对构建我国现代医院管理制度过程中政府与市场的责任分工进行了探讨，为建立政府职责明确、市场竞争有序环境下的现代医院管理制度提供理论参考。

杨敬宇（2012）指出现代公立医院改革是我国医疗卫生体制改革的核心乃至关键环节，只有把公立医院改革提升到体制改革的层面，实现政府医疗卫生服务管理职能的重构与转变，才能推动公立医院管理体制和治理结构改革，也才能构建与市场经济体制和社会需求相适应的基本医疗卫生制度，从而实现全社会医疗福利最大化的医改的最终目标。

曹静敏（2012）对17个试点城市的公立医院管理体制改革进行了总结，将管办分开分为两种模式，一是"管办分开、不分家"，即出资人代表机构仍在卫生局框架内运作，在卫生局内部厘清对公立医院监管机构的职能；二是"管办分开、又分家"，即成立专门的部门履行办医职责，和卫生主管部门彻底分离。其认为，两种模式都存在各自的优缺点，不管选择哪种模式，管与办机构间的职能划分一定要清晰，这也是管办分开的关键问题之一。

郭蕊（2012）对深圳、北京、昆明三个试点城市的管理模式改革进行了总结，认为各地在具体措施和改革进程上存在较大差异，部分政府部门领导对管理体制改革的具体路径还不明确，还存在着相关概念界定不清楚，政府部门与医院管理者之间权责划分存在分歧，配套改革和外部制度环境变革制约了管理体制改革的发展等问题。

明平勇、苏维（2011）认为：公立医院管理体制改革不是简单的"管办分开"，其本身并非改革的目的，而只是完善公立医院管理体制的手段；也不等于单纯地建立医院管理理事会。改革我国公立医院陈旧落后的管理体制就是要做到：在公立医院的外部治理上转变政府职能，实现政府的宏观规划监管职能与微观经营管理职能分开，让医院获得经营管理的自主权；在公立医院的内部治理上，建立以医院管理理事会为核心的法人治理结构，在公立医院拥有充分自主权的前提下，实现公立医院的决策权、执行权与监督权的独立与相互制衡。

赵明、马进（2010）通过对山东省青岛市、潍坊市，江苏省无锡市、苏州市，北京市海淀区以及上海市的调查，将目前我国治理模式改革的形式分为三种：建立卫生行政部门下属的医院管理中心、建立事业单位性质的医院管理中心和成立医院管理理事会，并对三种模式的优缺点进行了比较，他认为，治理模式的改革明确了公立医院的公益性发展方向，也为推进公立医院内部改革创造了良好的平台。

3. 现代公立医院管理制度研究

汪孔亮（2010）、李琴（2010）认为法人治理是实现公立医院管理体制改革的必要途径。在公立医院建立董事会、监事会和医院管理层，代表政府和社会公共利益行使医院的重大决策权，是推进公立医院有效运作的重要手段。

李楠（2016）等认为医院绩效管理的效果直接关系着员工工作的积极性和主观能动性，从而与医院的长足发展息息相关。因此积极探索医院绩效管理中的人性化管理和柔性化操作是非常必要的，有助于提高医院员工的整体工作效率。

王建国（2010）等总结了公立医院绩效核算与分配的实践，包括医院分配现状的缺陷、公立医院绩效分配制度改革、奖金分配的具体办法、分配方案的组织与实施及医院绩效分配实践的体会。

杜书伟（2010）设计了包括资源配置、业务水平、财务状况、学术水平、发展能力和综合满意评价6个维度的公立医院绩效考核评价指标体系，并对全国 20 所大型公立医院 2006—2008 年的运行情况进行绩效考核与研究分析。

二 国外相关研究

Peter R. Kongstvedt （2013） 在 *Essentials of Managed Health Care*（《管理式医疗的要点》）一书中，对管理式医疗和健康保险的关键战略、战术和操作方面提供了权威和全面的概述。该书主要关注商业部门，还涉及医疗保险、医疗补助和军事医疗中的管理医疗保健历史概况和对不同形式管理医疗的分类和功能差异的讨论，也为该行业运营方面提供了框架。

Jianhui Yang、Jie Zhao、Yunkai Zhai （2013） 构建了一个用于比较不同国家公立医院管理变换的分析框架，使用一系列相关辅助资料展示了医院管理模式的变化。结论强调了理论和政策应更广泛应用。

Ashish Jha and Arnold Epstein （2010） 认为，医院董事会的管理方式可能会影响到医院的医疗服务质量，但它们是如何影响的却暂无定论。通过访问美国最具代表性的 1000 家医院的董事会主席，了解他们的专业知识、观点和其所在医院的诊疗质量后发现，只有不到一半的董事会主席会将提高护理质量作为其管理医院的两个首要任务之一，且只有少数人接受过护理质量的相关培训。根据访问报告显示，绩效好和绩效差的医院之间其董事会的行为差异较大，这表明，要推进美国医院医疗水平的发展，管理医院董事会可能应是政策制定者的一个重要干预目标。

Linda E. Swayne、Jack Duncan、Peter M. Ginter 于 2008 年出版的 *Strategic Management of Health Care Organizations* 一书，介绍了医疗机构战略管理的内涵，以及进行战略性管理需要进行的相关分析和分析方法，并基于各地医疗部门做了具体的案例分析。

Smith P. C. （2002） 发表在 *Health Affairs* 上的文章 Performance Management in British Health Care：Will It Deliver？，介绍了英国 NHS 医疗体系的各种绩效管理方法，并指出这些方法的应用仍处于初级阶段，一些关键问题仍需厘清。绩效管理只有在信息化能力、领导力和管理性资源足够可用情况下才能发挥全效。

Dominique（2007）通过阐述领导力和管理的必要性、构建思考如何建立领导力和管理能力的概念性框架，指出管理的对象和实施管理的对象以及构建好领导力和管理力的四大条件，并为相关决策部门和机构提出相应建议。

目前，对深圳现代公立医院管理制度的研究处于碎片化状态，为数不多的研究成果多出自于政府各管理部门从各自工作的角度出发的相关研究，缺少全面系统的综合研究。国内外一般性的研究成果丰富，现代公立医院管理制度的各个方面都有涉及，这些均构成了研究深圳现代公立医院管理制度的坚实基础，并对研究如何进一步完善深圳现代公立医院管理制度具有重要的启发和借鉴作用。

第三节　研究内容

本书的研究内容包括以下几个部分：

一是绪论。介绍全书的研究背景和意义，对该领域国内外研究现状做出梳理，并概括全书的研究内容和研究方法。

二是现代公立医院管理制度相关理论基础。其一相关理论的界定。包括：界定"公立医院""现代公立医院管理制度""医院法人治理结构"的概念及其内涵。其二筑建本书研究的理论基石，包括公共组织理论、委托—代理理论、利益相关者理论和契约理论、博弈论等。

三是国内外现代公立医院管理制度的模式。一是对国内外医疗服务情况进行总结梳理，包括公立为主、私立为主、公私互补三种模式；二是介绍国内外典型国家或地区在现代公立医院管理制度构建上的模式总结、实践探索和相关成绩。

四是深圳构建现代公立医院管理制度的历史背景。包括我国医疗卫生制度的历史演变、我国公立医院管理制度的改革历程；并指出深圳公立医院管理制度的初步架构与医院外部和内部管理中存在的各种问题。

五是对深圳现代公立医院管理制度的改革实践。从医院外部管理制度和内部管理制度两大方面对深圳现代公立医院管理制度的构建和改革做了系统综合梳理。其中，外部管理制度包括改革公立医院管理体制、建立公立医院运行管理制度、首次组织编制公立医院发展规划、建立公立医院"出资人"制度深圳模式、改革和完善医院绩效考核制度、完善公立医院政府投入制度等十个方面内容；内部管理制度包括建立公立医院新型人事制度和薪酬制度、建立现代财务制度和医疗人才评价体系、实施品牌学科建设战略等、落实优质资源下沉和双向转诊机制、加强医院文化和品牌建设、推行公立医院信息化建设、构建和谐医患关系体制、改进医疗质量与安全管理等十个方面的内容。

六是对深圳构建现代公立医院管理制度实践的总体评判。深圳构建现代公立医院管理制度的实践有三大亮点和三大不足。三大亮点：厘清了医院管理主体间关系；建立健全了政府管医部门和医院的法人治理结构；改革和优化了医院运行体制。三大不足：公立医院供给侧结构性改革仍需深化；公立医院管理制度不够健全；医院运行机制有待进一步畅通。

七是深圳完善现代公立医院管理制度的新机遇与新挑战。新机遇包括宏观机遇与自身优势，新挑战包括新时期健康医疗服务业主要矛盾的变化、公立医院医疗改革方向性不够明确、现有制度需要重新系统评估、公立医院管理体制具有局限性、缺乏解决医患矛盾更为有效的制度安排五个方面内容。

八是进一步完善深圳现代公立医院管理制度的相关政策建议。针对新时代新挑战，从解决新时期健康医疗服务业主要矛盾、明确公立医院医疗改革和发展方向、改革完善现有公立医院管理制度、深入公立医院管理体制改革和构建和谐医患关系体系五大方面提出相关对策建议。

九是在总结深圳探索的实践基础上，对全国建立健全现代公立医院管理制度做出展望。包括畅通构建现代公立医院管理制度的外部体系、健全现代公立医院管理制度的内部机制及加强现代公立医院管理制度的配套体系建设三大方面。

第四节　研究方法

文献研究法。通过大量阅读国内外著作、国内外期刊、国内外网站上与本书课题相关的文献资料，整理、提炼、借鉴有关现代公立医院管理制度的学术观点，供研究中使用。

比较研究法：采用横向、纵向双维比较相结合的方法呈现评价结果。对国内外现代公立医院管理制度构建的模式进行了对比分析。

归纳总结法：对现代公立医院管理制度的相关概念进行了梳理，界定了公立医院、现代公立医院管理制度，医院法人治理结构的定义、内涵、性质、模式等，明确了本书的研究边界。

第一章　现代公立医院管理制度
相关理论基础

第一节　核心概念界定

一　公立医院

医院根据组织形态不同划分为三个类别：公立医院、民间营利性医院和民间非营利性医院。

（一）公立医院的定义

公立医院是指政府举办的纳入财政预算管理的医院，也就是国家出钱办的医院。公立医院和私立医院最大的不同在于，私立医院的建设与发展资金主要来自投资方，而公立医院的运作与发展资金来源主要为国家或地方政府。因此公立医院也可以理解成国立医院。

我国公立医院的定位在于以下几点：一是政府规划、投资、建设、管理；二是政府主导投入，合理引导政府投入、医疗保险、个人自费比例；三是政府界定基本医疗服务、基本医保、基本药品内容；四是政府规定基本医疗服务价格；五是政府规定薪酬分配制度；六是政府建立基本医疗费用控制机制。

（二）公立医院的类别

公立医院分成三类：一类是基层医疗机构（社区医院），这部分是政府投入的重点，确保公益性，确保老百姓能看得起病；一类是县级、地级综合性公立医院，政府根据各地情况有选择地进行投入；一类是大型三甲医院、专科医院，政府对其进行比例较小的补贴，但在未来的改革中，为保持其公益性，会逐步加大投入力度。当前阶段，我国公立医院指县级及以上的公立医院。

（三）公立医院本质特征

公立医院的本质特征就是公益性。所谓公益性，是指为社会公众谋取利益。公益性"使公众受益"的本质属性，强调医疗卫生机构不以其自身或其成员的利益为主要的追求目标，而追求提高医疗卫生服务的公平可及性、节约医疗支出、提高医疗服务质量等社会目标。从本质上讲，公立医院归全体人民所有，促进和恢复居民健康是公立医院义不容辞的责任，保证公立医院的公益性应该是医院治理结构设计的主要出发点，公立医院应以保证公益性、提高健康绩效为改革目标。

公立医院公益性的具体内容包括：提供公平均等基本医疗服务；提供同质同价基本医疗服务；提供同质同价基本药物；执行基本医疗保险政策；提供基本医疗急救服务；提供均等化基本公共卫生服务；执行政府指令性任务。

二　现代公立医院管理制度

（一）概念的界定

关于现代公立医院管理制度，国内学者目前还未形成统一的观点或概念定义。郝瑞生（2016）综述总结，现代公立医院管理制度是指适应社会发展需求，维护公益性原则，着眼全民共享目标，在新型的公共治理框架下形成的政府、所有者代表与医院之间责任和权利关系的一系列制度安排；是建立在公立医院管理，提高公立医院运行效率，保障公立医院公益性质符合行业发展规律基础上的一系列医院制度的总和。饶克勤（2014）在《解析现代医院管理制度》中指出现代公立医院管理制度包括三个层面：宏观层面的政府治理制度，中观层面的法人治理制度，微观层面的医院内部管理制度。上海申康医院管理中心陈建平主任（2016）把现代医院管理制度的内涵概括为 20 个字：公益方向、管办分开、政事分开、权责明晰、监管科学。

综合国内外学者关于现代公立医院管理制度的概念和内涵的论

述，遵循国务院《关于建立现代医院管理制度的指导意见》中关于现代医院管理制度的原则和目标内容，并基于深圳市属公立医院的管理实践，笔者认为现代公立医院管理制度应定义为：以"以人为本"和"以健康为中心"为医院建设的发展理念，以维护公立医院公益性、调动医护人员积极性、保障医院发展可持续作为医院的发展目标，以厘清政府、所有者代表、医院三方权、责、利为主要内容，以构建决策、执行、监督相互协调、相互制衡、相互促进的治理机制为主要途径，以医院管理规范化、精细化、科学化、专业化为主要特征的医院内部和外部一系列相关管理制度安排及内部运行机制的总和。

现代公立医院管理制度的内涵是公立医院在新型的公共治理框架下形成的政府、所有者代表与医院之间责任和权利关系的一系列制度安排以及医院内部运行机制设计总称。完整的现代公立医院治理包括内部治理和外部治理：内部治理主要解决公立医院的管理决策、执行和监督机制的安排问题；外部治理主要解决政府作为所有者的代表与公立医院管理者之间的权责关系问题。

可见，现代公立医院的管理制度的概念应分为广义和狭义两种，广义的现代公立医院管理制度应包括公立医院的外部管理制度和内部管理制度，外部管理制度的核心内容是管理体制；狭义的现代公立医院管理制度应为公立医院的内部管理制度。

（二）管理制度的构成

1. 外部制度

现代公立医院外部管理制度主要是明确和界定医院与政府、市场以及社会组织之间的权责关系，以及为了规范权责关系而制定的相关法律法规和制度安排，涉及政府如何举办和管理公立医院的宏观层面的政府治理问题，包括政府对医院的功能定位、发展规划、运营管理目标的界定，投资计划、每年补助经费的确定，以及每年运营绩效的考核等。换句话说，现代医院外部管理制度涉及公立医院管理体制问题。

现代公立医院外部管理制度的构成如图1—1所示：

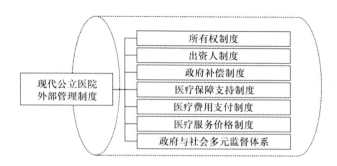

图 1—1　现代公立医院外部管理制度框架

2. 内部制度

现代公立医院内部管理制度是指医院内部利益主体之间的权责边界，涉及医院的运行机制、建立正确激励和约束的问题，是制定对医院内部人力、财务、设备、技术、信息、管理架构等微观层面的规则和章程。现代医院内部管理制度包括医院法人治理制度、院长职业化制度、组织管理制度、人力资源制度、财务会计制度、绩效考核制度、薪酬分配制度、医疗质量与安全管理制度、医学装备管理和医院信息管理制度等。

现代公立医院内部管理制度的构成如图 1—2、图 1—3 所示：

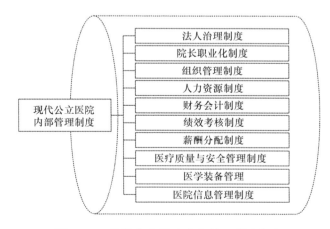

图 1—2　现代公立医院内部管理制度框架

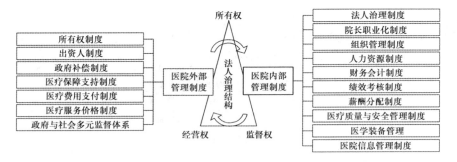

图1—3　现代公立医院管理制度框架

三　现代公立医院法人治理结构

（一）定义与内涵

2017年3月15日颁布的民法总则关于非营利法人：第88条"具备法人条件，为适应经济社会发展需要，提供公益服务设立的事业单位，经依法登记成立，取得事业单位法人资格；依法不需要办理法人登记的，从成立之日起，具有事业单位法人资格"。

公立医院法人治理机构的建立就是为了保障公立医院作为一个拥有独立的法人财产权的事业法人，享有独立的法人地位和法人权利。长久以来，公立医院作为行政机关和事业单位的双重角色导致其定位模糊、经营不独立。法人治理结构被证明是保障法人独立地位的有效制度，已在诸多组织中获得了成功，国有企业改革的成功出发点和落脚点也都离不开法人治理结构。

医院法人治理结构是现代医院管理制度的重要特征，也是医院外部管理与内部治理相互结合的有效形式，是实现医院外部管理与内部治理的桥梁和纽带。公立医院治理的核心问题是解决如何使管理者追求所有者的公益性目标，而合理的制度安排将有利于公立医院坚持公益性目标。

现代医院法人治理结构主要是明确和界定医院的所有权、决策权、监督权和经营权及其相互关系，确立谁是医院资产的所有者、重大项目的决策者，谁是医院资产的支配者、医院的经营者；在此基础上，明确各方的权利责任，建立激励和约束机制，现代医院的性质、责任、功能、权利都比较复杂，同时又处于多层次的分工合作状态中，因此要给予明确的界定，并需要注意以下几个问题：一是避免理事会形式化；二是确定院长的责权以及相对应的激励和监督机制，推进院长职业化和专业化；三是建立利益相关者参与治理的制度。从而体现管办分开、政事分开，推动公立医院深层次改革。

从委托—代理理论和组织治理理论出发，医院必须建立起清晰合理的治理结构，方能保证权力的制衡和决策的科学。现代法人治理结构的核心就是明晰出资人产权和法人产权，就是决策权、经营权和监督权三权分立。公立医院应当以所有权和经营权分离为核心，建立起产权清晰的以理事会为核心的现代医院法人治理结构。理事会为决策部门，按章程运作，对政府负责；院长由理事会任命，执行理事会的决策部署，依法管理医院事务，并向理事会直接负责；设立独立的监事部门，由职工代表、社会公众和行业监管部门代表组成，对公立医院运行管理、功能体现等进行有效监督。要明确所有者和管理者的责权，形成决策、执行、监督相互制衡，有责任、有激励、有约束、有竞争、有活力的机制。长久以来，公立医院作为行政机关和事业单位的双重角色导致其定位模糊、经营不独立。法人治理结构被证明是保障法人独立地位的有效制度，已在诸多组织中获得了成功，国有企业改革的成功出发点和落脚点也都离不开法人治理结构。公立医院法人治理结构的建立就是为了保障公立医院作为一个拥有独立的法人财产权的事业法人，享有独立的法人地位和法人权利（见图1—4）。

（二）公立医院法人治理结构模式比较

现代公立医院的法人治理结构可以分为四种模式：内部治理型模式、行政分权型治理模式、理事会型治理模式、董事会型治理模式，这四种模式的本质均为委托代理关系，具体如表1—1所示。

在内部治理型模式中，公立医院面临着诸多问题大多归咎于医疗卫生体制的因素，医院的内部机制变革受到政策等各方面的限制，在医院外部环境没有改善的情况下，仅靠医院自身的力量很难

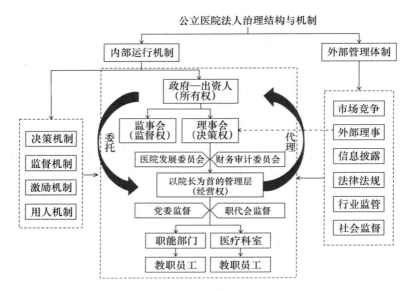

图1—4　公立医院法人治理结构与机制

解决医院目前所面临的种种问题。而且从真正意义上来讲，这种模式并没有落实医院人相关的权利和义务，只是在外部环境和内部环境共同作用下所提出来的一种过渡措施。内部治理型模式并没有解决诸如管办不分、资源配置效率低下等一系列公立医院中存在的深层次问题，同时医院微观层面的改革效果也难以得到保障。

表1—1　　　　　　　　现代医院法人治理结构的四种模式

模式	委托人	代理人
内部治理型模式	政府	政府和公立医院的院长
行政分权型治理模式	政府	政府事业法人和公立医院的院长
理事会型治理模式	政府	第三方民办非营利组织和公立医院的院长
董事会型治理模式	股东	董事会和经理层

　　在行政分权型治理模式中，政府已经将权限下放给专职办医机构，实行管办分离，强化行业监管的力度，公共卫生事业得到充分

的重视和发展。而公立医院的院长通过外部聘任，针对公立医院院长这一代理人实施有效的激励约束机制，一定程度上促进了医院的有效管理。

理事会型治理模式引入外部第三方非营利组织，政府、非营利组织、公立医院的院长三者之间形成了委托—代理关系，代理人基于完善的合同和健全的规章制度使得自身行为受到制约，而且，在该种模式下，还促进了院长职业化的进程，提升了公立医院的管理，加速了改革的进程。

董事会型治理模式给公立医院带来的冲击较大，因为改革涉及产权这一核心问题。与此同时，相关利益者的权益会遭受较大的损害，在没有完善的补偿措施和激励约束机制的情况下，可能会有逆向选择倾向和道德风险。

因此，从改革的有效性和可行性的角度来看，我国现阶段大多数的公立医院进行以行政机构分权型治理模式或理事会型治理模式为基础的改革较为稳妥。

第二节　相关理论基础

鉴于现代公立医院管理制度在现代医疗制度中的重要性，国内外理论界对其进行了大量的研究，从已有的研究成果和本书的研究来看，主要涉及的理论有公共组织理论、利益相关者理论、委托—代理理论、契约理论、博弈论等。

一　公共组织理论

公共组织是以实现公共利益为目标的组织，它一般拥有公共权力或经过公共权力的授权，负有公共责任，以提供公共服务、管理公共事务、供给公共产品为基本职能。政府为典型的公共组织。此外，以特定的公共利益为目标，为社会提供公共服务的非营利性的非政府组织，也是现代社会公共组织的重要组成部分。

公共组织的纵向结构大致包括决策层、指挥层和操作层。公共组织的主要结构形式为直线结构、职能结构、直线职能结构和矩阵结构。科学管理之父弗雷德里克·泰勒指出，科学管理的根本目的是谋求最高工作效率，用科学管理代替传统的经验管理。实施科学管理的核心问题在于，要求管理人员和员工双方在精神和思想上彻底变革。

公立医院以提供居民基本医疗服务为组织活动内容，负有维护和提升居民健康水平的公共责任。作为典型的公共组织，公立医院同样面临组织效率的提升问题。当前，公立医院整体运行效率不高，管理方式不够科学，这是构建现代公立医院管理制度的原因。

二　利益相关者理论

经济关系的本质是利益关系，正是因为有利益相关者的参与与投入，企业才能发展，任何一个企业的发展都与利益相关者相关，企业不应当只追求股东利益的利润最大化，应该考虑的是利益相关者的整体利益。公司治理的主旨应以考虑保护各利益相关者的利益为前提条件，企业价值的最大化才可能实现。弗里曼[①]将利益相关者定义为一些影响组织目标的实现，或者被组织实现其目标过程所影响的人或集团。

公立医院利益相关者是指与公立医院的管理、医院的经济运行以及以公立医院为领头羊的服务体系协同发展有利益关联的利益主体。主要包括：政府以及相关组织部门，即公立医院的所有者；公众和患者，他们是医疗服务产品的消费者；医疗保险机构，是医疗服务的第三方购买机构；医院以及医院管理人员、医务工作人员，它们是医疗服务的生产者和提供者；以及医疗药品、器械、物资等供应商，其他相关者还有医疗卫生行业组织，以及有竞争或合作关系的其他医院、机构和单位等。

公立医院利益主体行为各有不同，政府行为主要为制定政策、对医院进行投资或引资、监督医院行为；医院行为主要有医院管理

---

① 弗里曼（Freeman R. Edward）出版了经典著作《战略管理：利益相关者方法》此书被誉为利益相关者管理理论的奠基之作。Freeman R. E.，*Strategic Management：A Stakegdder Approach*，Cambirdge University Press，2010.

者的经营管理行为和医务人员的医疗服务行为；患者行为主要为就
医行为和付费行为；医疗保险机构行为主要是筹集保险基金、审核
保险费用和给付保险费用等行为；医药企业行为主要为推销医药产
品行为。如监管不严，药企可能会使用违规手段如高额回扣等进行
促销。

公立医院利益主体需求也各不相同。政府的利益需求主要在于
维护医疗的公共利益，满足民众基本医疗服务需求，推动医疗产业
发展。但在市场经济环境下，有限理性的政府也可能产生寻租行
为；公立医院的利益需求包括社会收益和经济收益两个方面；患者
的利益需求主要为维持和促进自身健康资本；医保机构的利益需求
在于保障医保基金的收支平衡，规避风险；医药企业的利益需求主
要为企业利润最大化。

三　委托—代理理论

委托—代理理论作为契约理论最重要的发展之一，是 20 世纪
60 年代末 70 年代初一些经济学家深入研究企业内部信息不对称和
激励问题发展起来的。该理论在人都是完全理性的假设前提下，强
调事前设计"激励约束机制"，以寻求委托—代理人利益一致为目
标，委托人如何激励代理人，这是委托—代理关系理论研究的核
心，它是研究在利益相冲突和信息不对称的环境下，委托人如何设
计最优契约激励代理人采取适当行动，在代理人追求自身效用最大
化的同时最大限度地增进委托人的利益。从信息经济学角度，不同
利益目标的双方从有意签署合作协议开始就形成了委托—代理关
系，我们称拥有私人信息优势的一方为代理人，另一方为委托人，
信息不对称是委托—代理问题的核心。根据詹森和麦克林（Jensen
and Meckling），[1] 委托—代理关系就是"委托人委托代理人根据委

---

① Michael C. Jensen and William H. Meckling, "Theory of The Firm: Managerial Behavior, Agency costs and Ownership Structure", *Journal of Financial Economics*, Vol. 3, 1976, pp. 305 - 360. 詹森和麦克林于 1976 年在《金融经济学杂志》的题为"企业理论：管理行为，代理成本和所有权结构"一文中提出代理理论主要涉及企业资源的提供者与资源的使用者之间的契约关系。

托人的利益从事某些活动，并相应地授予代理人某些决策权的契约关系"①。在委托—代理关系中，委托人当然希望代理人能够为他的利益最大化而行动。但在现实中，由于不确定性、信息不对称、交易费用等因素的客观存在，加之代理人与委托人的目标函数不一致，必然导致"代理问题"，即代理人的行动并不总是有利于委托人的利益，有些时候甚至会损害委托人的利益。在委托—代理关系中，委托人总要通过设计合约来减少代理问题或代理成本：通过设计适当的合同来诱使代理人从其自身的利益出发选择对委托人最有利的行动，即通过激励约束机制的建立来降低代理成本。代理合约必须满足"参与约束"和"激励相容约束"两个条件，② 如果机制（合约）的安排不利于代理人，它就不会接受这种安排。如何设计这些激励性契约就是委托—代理理论的主题。

制度设计其实是各方参与人博弈后利益均衡的结果，以委托—代理问题中的制度设计为例，制度设计可被看成是一个三阶段不完全信息博弈。③ 第一阶段，委托人设计一种制度包括规则、契约以及分配方案等内容。第二阶段，各代理人决定是否接受这种制度规定。如果代理人选择不接受，就可获得额外的保留效用。第三阶段，选择接受的代理人根据预定的规则进行博弈。构成委托—代理理论模型有以下三个要件：信息的非对称；契约关系；利益相互冲突。在委托—代理关系中，当委托人与代理人的利益相互冲突，且信息不对称时，代理人的"道德风险"随之而生，从自身利益最大化出发，利用信息优势做出损害委托人利益的行为，即产生代理问题。由于信息不对称和委托人代理人利益冲突的普遍性，所以代理人的道德风险屡见不鲜，普遍存在于社会活动中。

公立医院所有者（政府）和公立医院经营者之间的关系也是一种委托—代理关系。而且我国公立医院治理既涉及委托代理的一般

---

① 赖茂生、王芳：《信息经济学》，北京大学出版社 2005 年版，第 46 页。

② 田国强：《经济机制理论：信息效率与激励机制设计》，《经济学季刊》2003 年第 2 期。

③ 郭其友、李宝良：《机制设计理论：资源最优配置机制性质的解释与应用——2007 年度诺贝尔经济学奖得主的主要经济学理论贡献述评》，《外国经济与管理》2007 年第 29 卷第 11 期。

性问题，又有其独有的特殊性。第一，存在多委托人和委托人多目标问题：九龙治水，医院产权主体不确定性和虚化，对代理人的行为缺乏有效激励和约束；第二，委托—代理链比较长，信息不对称问题更为严重。从初始代理人全体公民到国家各级政府，卫生部资产管理部门，院长再到医生的超长链条不断弱化监督和激励作用。

四　契约理论

契约理论由产权理论创始人、新制度经济学鼻祖科斯①开辟，之后被很多学者加以拓展，最终形成重要的企业契约理论。该理论认为企业就是"一系列合约的连接"，每一种参与者都向企业提供了不同的资源，有平等交换以及交涉谈判利益的权利，这确保了多方主体权益。

契约思想为我们当前的公立医院改革提供了一条参考路径。即公立医院的运营与发展也是由"医院的所有相关利益方之间的一系列多边契约"构成，对公立医院的运营来说，每一种医疗参与者包括患者，都向医院提供了资源，有权利享有平等谈判，这可以使得医院多方利益契约主体的利益得到保护。因此，应将与公立医院运营相关的重要利益要素纳入一个整体系统并全面衡量各方的利益均衡，将利益相关者之间的冲突视为共同的问题来看待，充分考虑各方的利益诉求，化解或减弱利益矛盾，在开放自由的交流和公开诚恳的沟通平台上寻找合作的可能，探索达成各方利益协调平衡的激励约束机制。

受企业管理契约思想的启发，第一，公立医院医疗服务可以通过重新规范基本医疗服务中政府、管医部门、医院的责、权、利，在平等协议的基础上来商榷合作。政府应该首先反思自己的责权利，力保公立医院公益性。如既然是管办分开，政府办医的责任就应该约束在投资和监管之内，在明确权责利的范围内来协调和医院的关系；医院可以根据不同性质和功能、作用来确定对基本医疗负有的责任和义务，并在严格的约束机制范围内恰当地提出自己享有

---

① R. H. Coase, "The Nature of the Firm Economica", *New Series*, Volume 4, Issue 16, Nov., 1937, pp. 386 – 405.

的权益条件，获得正当的营运收益。第二，加强医疗契约合作相关配套措施的建设，为契约合作厘清合作障碍。如医疗服务信息强制披露，医疗机构信用等级评定，临床路径病种评测评估建设等，最大限度避免医疗机构忽略公益性单纯追求经济利益，人员职业道德水平下降等负面效应以及参与人的逆向选择。

五 博弈论

博弈论又被称为对策论（Game Theory），是运筹学的一个重要组成内容，是研究理性的决策主体之间冲突及合作的理论。博弈论可以分为合作博弈和非合作博弈，现代经济学研究的博弈论主要是指非合作博弈，"纳什均衡""囚徒困境"等博弈论经典概念被广泛运用。

医患博弈的实质是利益再分配的思考。医患利益冲突影响医生临床决策的专业判断和医疗决定。医患双方存在着医疗信息分布和掌握的不对称，直接影响医患信任关系的建立和患者对医疗效果的评价。

公立医院回归公益性是一项关系医改全局、涉及人民群众切身利益的重大改革，是医改的重点和难点。公立医院回归公益性涉及政府、医院、居民三方博弈，其中政府与医院的博弈是关键，其结果直接影响到居民与医院的博弈过程。只有政府真正承担起改革责任，切实完善补偿机制，增加对公立医院的财政投入，才能确保公立医院在追求公益性的基础上维持正常运转，消除公立医院追求经济利益的动机。政府投入充足，同时改进医保基金支付模式，加大监管力度，可以有效降低医院对药品加成收入的依赖性，消除"大处方、大检查"现象，进而避免患者与医院博弈过程中供给诱导需求的发生。

六 公共选择理论

（一）利益集团的产生

公共选择理论认为，社会的落脚点在于利益，尤其是经济利益。围绕经济利益，具有不同社会地位、谋生手段、利益取向和消费偏好的人群各自结合在一起，形成不同的利益群体。若某些利益群体能够有效地组织和运作，利用一致的集体行动试图并有能力影响到其他群体和政府的决策，尽可能扩大其自身利益的需要，则这些利益群体形成所谓利益集团。

关于利益集团的概念，不同的学者从不同的角度对其有不同的理解。一些较宽泛的定义把它与利益群体等同，指称在物质利益或经济利益上地位相近的人所构成的群体。而有些学者则从较严格、相对狭窄的含义上用利益集团，如阿尔蒙德等①使用它来指"因兴趣和利益而联系在一起，并意识到这些共同利益的人的组合"。根据美国政治学家戴维·杜鲁门②的看法，利益集团就是"有着共同态度的团体，对社会上其他团体提出一定的要求……如果通过政府或者向政府机构提出要求，它就成为政治性的利益集团"。《布莱克维尔政治学百科全书》则这样定义："利益集团是致力于影响国家政策方向的组织，它们自身并不图谋组织政府。"本书认为，利益集团就是在社会生活中，一些有着某种共同利益要求的社会成员，为了实现共同的目标而组织起来的正式的或非正式的社会组织。它必须具备三个基本要素：第一，集团成员具有共同的利益与价值认同；第二，集团成员必须有组织地通过某种方式进行活动；第三，集团成员为了共同的利益介入政治过程，影响公共政策的制定。

从近代各国的发展历程来看，现代利益集团是在市场经济发展到一定阶段之后才产生和逐步发展的，这主要基于以下几个条件：首先，社会利益的分化是利益集团产生的首要前提。市场竞争必然引起利益分化和社会结构的变化，这样，为了寻求共同利益结成一定的利益团体的可能性以及实际数量都在大幅增加，而利益集团数量的增加以及相互竞争的出现必然带来它们自身的进一步成熟，促使它们探求更加有效的活动方式。其次，随着资本主义经济危机的爆发和新自由主义思想的实施，国家与市场之间的关系也发生了重

---

① ［美］加里布埃尔·A. 阿尔蒙德、小 G. 宾厄姆·鲍威尔：《比较政治学——体系、过程和政策》，曹沛霖译，上海译文出版社 1987 年版。

② David B. Truman, The Governmental Process: Political Interests and Public Opinion, 1951.

大变化。在原来的自由经济主义时代，国家扮演着"守夜人"的角色，但市场经济后期发展造成的市场失灵、供需矛盾突出的现象使得政府不得不出面干预经济活动，国家的政策导向和立法对经济的发展所起的作用越来越突出，随之带来市场主体的活动越来越多地受制于国家政策和政府行为，在这种情况下，影响立法和政府决策以维护和扩大自己利益就成为利益集团的必然选择之一。最后，资本主义多元化民主政治体制也为利益集团的产生提供了重要保证。在这种政治体制架构下，各种团体和组织生存和发展的条件和环境比较宽松，对政府行为施加影响的途径也逐渐增多，更重要的是利益集团能够有效地影响政府政策，而利益集团正是在这种有利条件下才逐步成熟和壮大起来的。

（二）利益集团的划分

中国利益集团的产生有着和资本主义利益集团产生相似的土壤，中国利益集团的产生是改革开放的必然产物。自20世纪90年代以来，中国逐步推进市场经济改革，中国社会正从同质的单一性社会向异质的多样性社会转型。在社会转型过程中，整个社会利益结构发生了分化与重组，原有的社会利益格局被打破，这就为利益集团的产生提供了重要前提。在国家与社会关系上，我国和西方发达国家不同，国家职能开始从全能型向有限型政府转化，这也是市场经济改革的必然要求。但是，当前的局势可以说政府仍然在主导市场和社会的发展变化，政府的政策对于不同的利益群体的利益分配有着非常重要的影响，这就为中国利益集团的产生提供了必要动力。在制度层面上，尽管中国不是资本主义制度，也并不奉行新自由主义和多元主义的政策，但是一个非常有利于中国利益集团产生的制度条件是中国当前的各项制度并不完善。在中国，很多改革都是边走边看，许多政策的制定甚至要寻求利益集团的意见，这主要是因为涉及中国的整体发展格局，如果处理不当，国家经济发展可能面临危机，这是有关部门不愿意看到的，这就为利益集团的产生提供了制度保证。

中国存在利益集团应该说是一个不争的事实，但是利益集团存在的状态各不相同。中国现有利益集团，总体上说，大多并没有完备的组织形态，也没有固定的组织架构，只是松散地、自发地、临时性地"结伙"，以协同行动，表达其特定的利益诉求，就利益目标而言，绝大多数利益集团以经济利益为诉求，而以政治利益和社会权益为诉求，无论合法的还是非法的，都较少。部分有规范组织形式的利益集团，多以社团、协会、商会、联合体（会）、委员会等形态存在，也有以帮派、行会等形态存在的利益集团。

对利益集团的划分多种多样，根据目前我国利益集团的社会影响力的不同，还可以把利益集团划分为强势利益集团与弱势利益集团两大类。强势利益集团既包括那些合法成立的官方半官方性质的利益集团，也包括那些政府部门内部一些谋取个人私利的官僚集团和一些与官僚有裙带关系或不正当利益关系的利益集团；弱势利益集团则除指属于合法组织但影响力较弱的利益集团外，更多的指那些生活在社会底层和边缘的贫困人口或弱势群体，主要包括农民、下岗失业人员、城市农民工及贫困地区的失学儿童等。很显然，企业家群体属于强势利益集团，而流动人口则属于弱势利益集团。强势利益集团影响公共政策制定方式主要有两种：游说和寻租。

七 制度变迁理论

（一）制度的变迁

制度是由正式制约（例如法律）、非正式制约（例如习俗、宗教等）以及它们的实施构成的。按照新制度经济学的重要代表人物之一美国经济学家道格拉斯·诺思的理论观点：制度变迁是指一种制度框架的创新和被打破。制度可以视为一种公共产品，当制度的供给和需求基本均衡时，制度是稳定的；当现存制度不能使人们的需求满足时，就会发生制度的变迁。制度变迁的成本与收益之比对于促进或推迟制度变迁起着关键作用，只有在预期收益大于预期成本的情形下，行为主体才会去推动直至最终实现制度的变迁，反之亦反。

（二）制度变迁的原则

制度可以视为一种公共产品，它是由个人或组织生产出来的，这就是制度的供给。由于人们的有限理性和资源的稀缺性，制度的供给是有限的、稀缺的。随着外界环境的变化或自身理性程度的提高，人们会不断提出对新的制度的需求，以实现预期增加的收益。推动制度变迁的力量主要有两种，即"第一行动集团"和"第二行动集团"，两者都是决策主体。第一行动集团，即对制度变迁起主要作用的集团；第二行动集团，即起次要作用的集团；两个集团共同努力去实现制度变迁。根据充当第一行动集团的经济主体的不同，可以把制度变迁分为"自下而上"的制度变迁和"自上而下"的制度变迁。所谓"自下而上"的制度变迁，是指由个人或一群人，受新制度获利机会的引诱，自发倡导、组织和实现的制度变迁，又称为诱致性制度变迁。所谓"自上而下"的制度变迁，是指由政府充当第一行动集团，以政府命令和法律形式引入和实行的制度变迁，又称为强制性制度变迁。

（三）路径依赖问题理论

路径依赖是指一旦人们做了某种选择，就好比走上了一条不归之路，惯性的力量会使这一选择不断自我强化，并让其不能轻易走出去。路径依赖最早是由阿瑟（W. Brian Arthur）[1]针对技术演变过程用来描述技术变迁的自我强化、自我积累的性质提出的。美国经济学家道格拉斯·诺思把阿瑟提出的技术变迁机制扩展到制度变迁中，用"路径依赖"概念来描述过去的绩效对现在和未来的强大影响力，证明了制度变迁同样具有报酬递增和自我强化的机制。

诺思认为，制度变迁中的路径依赖类似于物理学中的"惯性"，一旦进入某一路径，无论是好的还是坏的，都可能对这种路径产生依赖。诺思把路径依赖解释为"过去对现在和未来的强大影响"，指出"历史确实是起作用的，人们今天的各种决定、各种选择实际上受到历史因素的影响"。制度变迁过程与技术变迁过程一样，存在着报酬递增和自我强化的机制。这种机制使制度变迁一旦走上了某一路径，它的既定方向会在以后的发展过程中得到自我强化。沿着既定的路径的变迁可能进入良性的循环轨道，迅速优化；也可能顺着错误的路径往下滑，甚至被

---

① W. Brian Arthur, *The Nature of Technologyy: What It Is and How It Evolves*, New York, Free Press, 2009. 1988 年他开始相关课题研究，2009 年才出版著作。

"锁定"在某种无效率的状态而导致停滞。一旦进入锁定状态，要摆脱就十分困难。除非依靠政府或其他强大的外力推动。因此，在既定的制度变迁目标下，要正确选择制度变迁的路径并不断调整路径方向，使之沿着不断增强和优化的轨迹演进，避免陷入制度锁定状态。

第二章 国内外现代公立医院管理制度模式

基于国内外几个典型国家或地区,对其构建现代公立医院管理制度模式做了较为系统的梳理与模式划分。

第一节 国内外医疗服务体系组织形态

医院处于医疗服务体系的中心环节,是民众医疗服务的主要提供者。根据国内外国家或地区医疗服务体系的不同组织形态,将医疗服务体系划分为公立为主、私立为主和公私互补三个类型。

一 公立为主型

(一) 中国香港

香港公立医院占医院总数的95%以上,公立医疗机构在整个香港医疗服务体系中占主体。公立医疗机构提供约90%的住院医疗服务和29%的门诊医疗服务,私营机构提供约10%的住院医疗服务和71%的门诊医疗服务。特区政府对医疗卫生的财政投入较大,特区政府对市民就医采取高额补贴政策,公立医院系统政府财政补助收入占其总收入的90%以上,香港市民只要付很少的钱就可以享受到超值的医疗服务。

在公立医疗卫生机构,急诊室成本为700元/次,仅收费100元/次;住院成本为1460元/天,仅收费68元/天;专科门诊成本530元/次,仅收费60元/次;普通科门诊成本250元/次,仅收费45元/次。对于低收入人员、长期病患者和贫困年长病人还有进一步的费用减免机制。

（二）英国

1948 年 7 月，英国政府将全国的医院收归国有，正式构建统一的福利型的全民医疗服务体系（National Health Service，NHS）。英国医疗服务体系构成以公立医院为主，占全国总数的 95% 以上，包括三种类别，即社区医院、区域综合医院（DGH）和区域性专科医院。NHS 体系的运行特点主要在于全民免费享受医疗服务以及政府财政买单。具体情况为：国家举办公立医院，公立医院负责提供医疗服务，医院医疗及运行费用筹集来自国家税收，全体公民免费获得医疗服务。

因此，在英国，公立医院通常被称为 NHS 医院。整个 NHS 体系根据病人的需求提供免费的医疗服务，确保英国公立医院的公益性。政府对公立医院实行计划管理，按医院职工人数、开放床位财政拨款，实行院长负责制，院长大多为专职管理人员，全面负责和指挥公立医院的运行管理事务。

（三）法国

法国医院有两种，一种是公立医院（HOPITAUX），另一种是私立诊所（CLINIQUES）。公立医院在法国住院服务方面占主导地位。法国公立医院可分五类：地区大学医院（医学中心）、省级中心医院、地方医院、专科医院、急诊医院。全国有公立医院 1063 家，大多数为以诊治疑难杂症为主的大型综合医院，共有床位 33.7 万余张，医院数与床位数分别占全国的 32% 和 64%。法国通过年度总额预算的方式对公立医院进行补偿。每一年度，由公立医院、区域代表机构与卫生部三家进行协商，确定预算总额。

第二次世界大战后，绝大多数国家均建立了公立医院（见图 2—1）。

二　私立为主型

（一）美国

美国医院构成以私立医院为主，以非营利性医院为主。公立医院占比 20% 左右，私立医院占比 80% 左右；营利性医院占比 15%

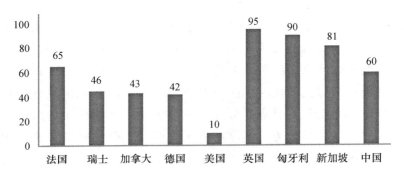

图 2—1　各国公立医院占所有医院的比例情况（%）

左右，非营利性医院占比85%左右。美国医保制度为典型的市场导向型，医疗保险包括两部分：一是私人商业医疗保险，由企业与职工共同出资组成，向医疗保险公司集体购买，政府免征医疗保险金所得税以及社会保险税；二是社会医疗保险，主要是为失业者、低收入者、残疾人，以及65岁以上老龄人口和18岁以下儿童提供必要的医疗保障和向穷人、残疾人提供必要的医疗救助，所需费用基本上由财政承担。

（二）中国台湾

台湾地区实行全民医保服务体系，缴费互助、社会统筹、平等就医的医疗安全保障制度。台湾地区全民健康保险制度以参保率高、保障程度高闻名全球。2013年，台湾地区共有各类医疗机构21713家，其中医院495家，包括公立医院81家（占16.4%）、私立医院414家（占83.6%）；诊所21218家，其中公立444家（占2.1%）、私立20774家（占97.9%）。公立医疗机构个数占医疗机构总数的2.4%，床位数占总床位数的28.7%；私立医疗机构个数占97.6%，床位数占71.3%。

（三）日本

20世纪50年代，日本建立起全民医疗卫生服务体系。截至2010年，日本共有8842家医院，其中公立1815家，占20.5%，所拥有的病床数占全国总数的30.6%；私立医院7027家，占

79.5%。一般诊所有 96465 家，其中公立 5567 家，占 6%；私立90898 家，占 94%。日本公立医院包括国立医院、各地区公立医院和社会保险等相关团体组办的医院，可以获得一定的财政补贴并享受免税政策。私立非营利性医院被认为是公共医疗的一部分，接受政府的各种津贴补助。

三　公私互补型

（一）新加坡

新加坡医疗卫生服务体系由公立和私立两大系统共同组成，公立系统由公立医院和联合诊所组成，私立系统则由私立医院和开业医师（GP）组成。基础医疗门诊 80% 由私立医疗机构/家庭医生诊所提供，另外 20% 则是由政府综合诊疗所提供；而综合医疗，包括各类科室的住院，专科和 24 小时急诊主要由公立医疗机构提供，占 80% 的比例，剩下的 20% 由私立医疗机构提供。由于政府的有效规划和管控，公立医院和私立医院相辅相成，缺一不可。新加坡医疗卫生体制由公共卫生服务体系和医疗保障体系两个部分构成，模式被称为公私互补型模式，这是因为新加坡不管在医疗保障体系还是在公共卫生服务体系都强调政府与市场、与个人之间的合作与互补。

（二）德国

德国医疗服务机构包括医院、私人诊所、康复机构和护理机构。私人诊所负责提供一般门诊检查和咨询服务，由开业医生自己筹资建立，医院负责提供各种形式的住院服务；康复机构负责提供医院治疗后的康复服务；护理机构负责提供老年人以及残疾人的护理服务。

德国实施全民医疗保险制度，医疗保障和医疗服务体系分离，雇主和雇员向作为第三方的医疗保险机构缴费，保险机构与医疗机构（公立、私立都可以）签约以提供服务，不能参保者才由政府提供医疗服务。具体有三种：一是由政府、公共团体、社会保险机构提供资金创办的公立医院，占比约为 30.5%，病床数约占全国总病床数的 48.3%；二是由宗教慈善团体或各种基金会捐款创办的非营

利性医院，占比约为 36.6%，病床数约占全国医院总床位数的
35.6%；三是由私人独资或合资创办的营利性医院，比例大约为
32.9%，病床数约占全国医院总床位数的 16.1%。总体而言，德国
的医疗服务也比较强调政府与市场的合作与互补。

第二节　国内外现代公立医院管理制度模式总结

一　管办分开分家模式

现代公立医院的管办分开又分家模式是指从政府治理层面看，
公立医院的管理不仅是职能上与卫生行政部门分开，而且在组织结
构上也脱离了卫生行政部门，具有充分的独立性。

通过成立相对独立于卫生行政部门（通常与卫生行政部门平
级）的事业法人组织（在组织结构上不再隶属于卫生行政部门）
将医院的经营管理权分离出来交由该组织去经营，从而实现医院
所有权和经营权的分离。该组织负责医院的人事、财务等方面的
运营管理和投资决策等运行监管，而分权后的卫生行政部门则侧
重强化全行业管理负责人员及技术准入、政策制定、行业监管。
比如，我国香港特别行政区、上海市和福建省三明市的公立医院
分别由独立于卫生行政部门的医院管理局、申康中心和医管中心
来经营管理。

（一）香港——医院管理局

香港特别行政区早在 1990 年便根据《医院管理局条例》成立
了一个法定机构——医院管理局（以下简称医管局），代替政府行
使医院管理的职能。它是一个独立机构，负责举办和管理公立医院
及诊所，接受香港政府拨款，由内部多个委员会组成。

医管局的职能是针对市民对公立医院医疗服务及医疗资源需求，
及时向政府提供反馈意见和建议；举办、设立、规管公立医院；管
理和发展公立医院系统；向食物及卫生局局长建议恰当的公立医院
服务收费政策；促进、协助及参与培育工作，打造医院及相关服务

人才队伍，进行医院服务相关研究等，并通过食物及卫生局局长向香港特别行政区政府负责，食物及卫生局则承担制定医疗政策和监察医管局的职能。

医管局的决策机构为医院管理局大会（医管局大会）。根据《医院管理局条例》，医管局大会成员由香港特别行政区行政长官任命。目前，医管局大会共有成员 28 名（包括主席）。成员构成结构：24 名非公务员、3 名公务员、1 名主要行政人员，即医管局行政总裁。除医管局行政总裁外，其他成员均没有因医管局大会成员身份而领取任何薪酬。大会每年约召开 12 次正式会议，如有需要，会召开特别会议。

医管局行政人员获医管局大会授权管理及执行医管局的日常业务及运作。为确保管理层快捷有效地履行其职责，大会清楚列出了一些授予权力、政策及操守准则。大会每年也会根据既定方针，审批通过行政人员拟订的工作计划。行政人员须定期向大会提交问责报告，包括议定的表现指标及工作目标进度。根据《医院管理局条例》赋予的权力，医管局可确定所有雇员的薪酬及服务条件。面对竞争激烈的国际市场，为行政总监及其他高级管理人员而制定的薪酬条件，旨在吸引、激励及挽留高素质人才。高级行政人员的薪酬由医管局大会的行政委员会按个别情况考虑和审批。

医管局大会下设 11 个专责委员会，以协助医管局大会有效发挥其功能及行使职权。这 11 个专责委员会包括审计及风险管理委员会、紧急应变策导委员会、行政委员会、财务委员会、人力资源委员会、资讯科技服务管治委员会、中央投标委员会、医疗服务发展委员会、公众投诉委员会、职员上诉委员会及支援服务发展委员会。

医管局管理下的医院的法人治理结构为医院管治委员会。根据《医院管理局条例》，为促进社区参与及加强公立医院管治，医管局在 40 家公立医院和机构成立了 32 个医院管治委员会。这些委员会于年内收阅医院行政总监的定期管理报告，监察医院在运作和财务方面的表现，并参与人力资源及采购职能的管治工作，以及医院和社区的协作活动。

香港公立医院建立了完善的法人治理结构——董事会下的 CEO 负责制。成立以行政总监为首、各总经理和临床部门主管为骨干的医院行政管理架构。一线部门由部门主管承担责任，在这之上是医院行政总监，再之上是联网行政总监，最上面是医管局总裁。在医院管理局的努力下，香港的医院进行联网管理，资源得到了合理管理和使用，提高了医院运行效益和社会效益。推行医院联网制度，创造区域协同效应。通过 7 个医院联网的统一管制架构，医管局指令可以直达 7 个医院联网，联网间统一调配人力资源，统一采购仪器药物，统一供应物资。

此外，为听取各地区对医疗服务需要的意见和建议，医管局根据《医院管理局条例》成立了三个区域咨询委员会（港岛、九龙、新界）。各区域咨询委员会负责就其所属区域，向医管局提供有关公营医疗服务计划的意见；检讨公营医院的表现；监察公众对医院服务的意见及提出改善建议；向医管局及公营医院提供有关资源分配的意见建议；应医管局的请求就任何具体事项提供意见建议。各区域咨询委员会每年召开四次会议。

香港医管局的法人治理结构体系如图 2—2 所示。

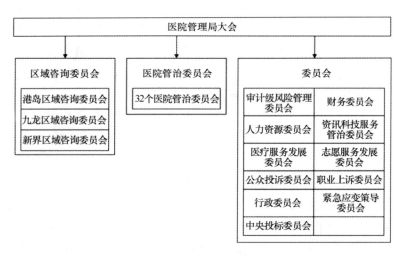

图 2—2   香港医管局的法人治理结构体系

　　（二）上海——申康中心

　　上海市 2005 年实施"管办分开、政事分开、政资分开"的改革探索，推进上海市级公立医院体制机制改革，成立了申康医院管理中心。申康中心实行理事会领导下的主任负责制，理事会成员单位包括上海市卫计委（原上海市卫生局）、国资委、发改委、财政局、教委、人保局、食药监局和医学院校等。

　　目前，申康中心下属 28 家市级医院，并承担 10 家三级医院的合作共建任务，这 10 家医院包括：6 家国家卫计委在沪管理的医院、3 家第二军医大附属医院以及 1 家中国福利会国际和平妇幼保健院。上海市政府积极转变政府职能，将市属医院的财政投入和干部任命交给"申康中心"统一管理，让申康中心成为实质上的"出资人"代表，负责市级公立医院的重大决策、资产权益和经营者聘用，负责市级公立医院的投资、建设、运营、管理和考核，确保政府办医宗旨的实现和国有资产运营的安全有效；负责推进市级公立医院的改革，完善管理体制和机制，建立有效的激励和约束机制，推进国有资产进退盘活，提高办医质量和效率，接受市卫生行政部门的全行业管理和业务指导。政府（市卫计委）则主要负责全行业卫生管理、公共卫生服务强化医学科研和教育等，申康中心主要负责公立医院办院方向、重大决策、干部培养任命、财务预决算等。

　　一方面，申康中心受市国资委委托，承担投资举办市级公立医疗机构的职能，对市级公立医疗机构的国有资产实施监督管理，履行出资人职责，承担国有资产保值增效责任；另一方面，作为市政府的办医主体，申康医院发展中心将根据市政府的要求，坚持正确的办医方向，办好市级公立医疗机构，进一步提高市级医疗机构的整体水平，为患者提供质优、价廉的医疗服务。

　　申康中心实行理事会领导下的主任负责制，中心内部设立办公室、规划发展与绩效评估部、医疗事业部、投资建设部、资产监管部、财务部、组织人事部和党委办公室几个部门。具体组织结构如图 2—3 所示。

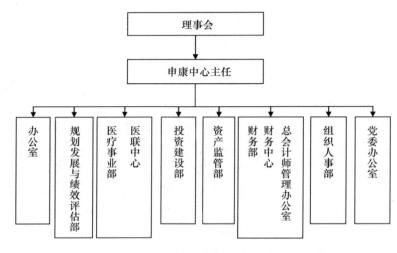

图2—3　申康中心组织结构

申康中心管理直属医院的具体治理结构包括两种。图2—4为申康管辖市属医院的治理结构，图2—5是申康管辖大学附属医院的治理结构。

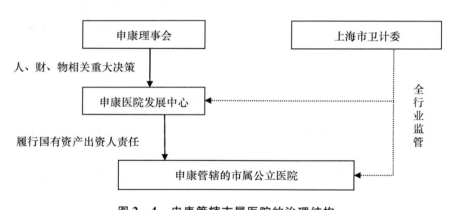

图2—4　申康管辖市属医院的治理结构

按照所有权与经营权适度分离的原则，申康中心对公立医院实行非行政化、灵活高效的管理体制和运行机制，促使其成为独立、非营利性的医疗市场主体。申康中心充分尊重公立医院作为独立非

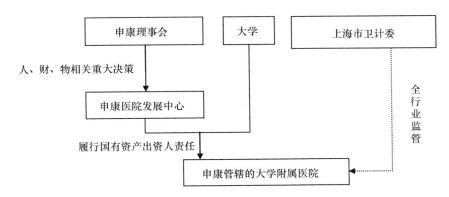

图 2—5　申康管辖大学附属医院的治理结构

营利性市场主体的地位，将人事权、内部机构设置权、院级干部副职推荐权、中层干部聘用权、内部经济分配权、年度预算执行权和人才引进权等事权下放，把"该放的放出去"。医院作为公益类事业单位，与绩效相对固定的政府部门、全额拨款事业单位不同，也与企业千差万别，放权的度如何掌握是一门学问，什么样的权力该下放，下放到什么程度，权力下放后又该如何做好监管和引导，均需斟酌。

上海申康模式的优势：

第一，实施战略规划管理。规划内容要求各医院写清自身功能定位、发展目标、主要举措、重点项目、量化指标；通过规划、计划和年度预算的紧密衔接确保规划落地。

第二，实施全面预算管理。申康中心从 2006 年开始将医院所有收支纳入全面预算，建立了以 5 年规划为基础的 3 年滚动预算项目管理和以年度工作计划为基础的年度预算管理机制，通过建立季度财务分析制度、开展成本核算等，完成了医院从部门预算向全面预算的转变，从备案制向审核制的转变，从关注预算编制质量向关注预决算执行情况的转变。

第三，开展医院院长绩效考核。2006 年开始在国内率先开展"四两拨千斤"的院长绩效考核制度。建立了满分 100 分，A、B、C、D 四个等级，考核范畴涉及社会满意（占分 50%）、发展持续

（占分19%）、管理有效（占分17%）、职工认可（占分8%）、资产运营（占分6%）5个维度，共23项量化指标，2项定性指标的考核指标体系。考核以来，先后有14位获得A等（优秀）、B等（优良）的医院院长书记被提拔任用，1家医院的院长书记因考核D等（不及格）被免职，这从一定程度上说明申康的院长绩效考核是"有力度"的。

第四，强化国有资产监管和审计监督。清产核资、建章立制、实时检测，清理对外投资，大型设备集中采购，审计监督，实行总会计师制度。2013年，申康开始向社会公开招聘总会计师，并向部分医院派驻。

第五，改革绩效薪酬制度。一是实时运行监测平台四大系统PACS + LIS + CIS + HIS作为考核数据基础；二是实行"双控双降"①，工资总额预算管理制度；三是"两切断、一转变、八要素"②的内部绩效考核体系；四是通过病种绩效及病种和手术难度确定绩效薪酬。

（三）福建省三明市——医管中心

福建省三明市是国家小三线建设浪潮下诞生的城市，辖12个县（市、区）。作为一个老工业基地，三明"未富先老"，退休人员占人口总量的比重颇高。2011年，城镇职工赡养比为2.06：1，到2015年时，变为1.7：1，老龄化趋势不断加剧。2010年，三明市职工医保统筹基金亏损1.4亿多元，到2011年，实际亏损量达到2亿多元，占全市当年本级财政近15%，欠付全市22家公立医院医药费1700多万元，加上三明市医疗系统改革前几年发生多起药品腐败案件，市财政压力巨大，已根本无法兜底。医保资金赤字，财政又无力承担，唯一出路就是必须对公立医院实行真正

① "双控双降"指的是控制医疗收入增长率、控制医疗成本增长率；降低药品收入增长率、降低卫生材料收入增长率。
② "两切断"指切断科室经济收入指标与医务人员收入分配之间的直接挂钩关系，切断医务人员收入与处方、检查、耗材等收入之间的直接挂钩关系；"一转变"指以科室收减支结余提成分配的模式；"八要素"指绩效考核指标必须包含：岗位工作量、医疗质量、患者满意度、成本控制、医药费用控制、病种及手术难易度、临床科研教学、医德医风。

的改革。

因医保资金赤字、财政压力逐年增大等原因，三明市于 2012 年成立了医疗保障基金管理中心（简称医管中心），实现了公立医院管理的管办分离，政府职能得到了积极转变。三明市医管中心的职能一方面与卫生行政部门分开，探索建立新的医疗卫生管理体制；另一方面与人社行政部门分离，避免两个政府部门医保职能混乱不清。在行政隶属上，三明医管中心相对独立，不归卫生行政部门和人社行政部门直接主管，暂归财政部门，最大限度独立运作。三明市公立医院管理和综合改革的主要做法是：

第一，将原本由 3 位副市长分别管理的医疗、医药、医保三项工作，统一交由 1 位副市长全权负责，充分授权；市领导分管统筹医改相关部门；医保基金管理中心承担三医联动实施平台角色，最后明确转变为中国第一个地级市医疗保障管理局。

第二，在全国率先整合城镇职工和居民医保、新农合，组建市医疗保障基金管理中心，实现"三保"合一，暂由财政代管，各县（市）设立垂直管理部，保证医改政策统一执行落实。

第三，在全国率先实行药品联合限价采购和重点药品监控，严格执行"一品两规""两票制"，挤压药品耗材虚高价格，为调整医疗服务收费标准腾出空间。

第四，在医院总收入增长幅度控制在 10% 以内的情况下，通过 6 次医疗服务收费标准的调整，转化为公立医院的合法收入，初步实现百姓可接受、财政可承担、基金可运行、医院可持续"四可"目标。

第五，在全国率先实行院长年薪制、医生年薪制和"全员目标年薪制、年薪计算工分制"，政府建立了一套科学的院长考核评价体系和工资总额考核控制制度，让院长代表政府对公立医院进行精细化管理，工资总额既不与药品、耗材收入挂钩，也不与检查、化验收入挂钩，形成公开、公平、透明的收入分配格局。

三明公立医院综合改革的主要成效：

第一，医药总费用快速增长势头得到遏止。2012 年至 2014 年，全市 22 家县级以上医院医药总收入增长率分别为 11.86%、6.25%、

10.95%，2015 年 1—11 月，同比仅增长 5.29%，增速明显放缓。

第二，医院收入结构更加合理。医务性收入（指检查化验、诊查、护理、床位和手术治疗费）由 2012 年的 51.45% 上升到 2015 年 1—11 月的 64.62%。药占比由 2011 年改革之前的 46.77%，下降到 2015 年 1—11 月的 25.94%。

第三，医务人员收入大幅提高。从 2011 年的人均 3.23 万元增至 2014 年的 7.79 万元，年均增长 34.11%，是全社会在岗职工年平均工资的 1.68 倍。

第四，群众看病负担明显减轻。城镇职工医保住院次均费用从 2011 年的 1818 元下降到 2014 年的 1636 元；城乡居民医保住院次均费用从 2011 年的 2194 元下降到 2014 年的 1725 元。2014 年城乡居民（含城镇居民医保、新农合）医保实际报销比例达 50.03%，比全国城镇居民医保实际报销比例高 5.1 个百分点；比全国新农合实际报销比例高 12.03 个百分点。城镇职工医保实际报销比例达 68.93%，比全国平均高 15.93 个百分点。

第五，医保基金运行更加安全。城镇职工医保在赡养比逐年下降的情况下（2010 年 2.06∶1，2015 年 10 月 1.71∶1），医保基金由改革前亏损（2010 年亏损 1.43 亿元、2011 年亏损 2.08 亿元），扭转为改革后的盈余（2012 年结余 2209 万元、2013 年结余 7517 万元、2014 年结余 8637.48 万元）。

但三明医改同时面临着政府管理权力过大，过于集中，不符合市场经济的规律，不可持续，不可复制等方面的质疑或批评。

（四）英国——医院托拉斯

世界发达国家的公立医院管理体制基本实施的都是管办分离模式，实现了政府职能的转变，使政府从医院的创办者转变为管理者，由医疗服务的供给者转变为医疗服务的购买者，从而解放了卫生行政部门的生产力，政府也从具体事务管理中解放出来，把工作重点放在宏观控制和监督评价上。发达国家实现公立医院管办分离的途径不同而各具特色，但总的来说英国和新加坡实行的是医院托拉斯的董事会制度，美国和德国实行的是董事会领导下的院长责任制。

英国通过"私人筹资计划"等措施建立公立医院"内部市场"，建立医院托拉斯，实现政府主管部门职能的转变。政府主管部门不再直接管理医院内部运行事务，而成为行业间接监管主体，不断给予公立医院在运行、管理、人事等方面的自主权利，并积极引入市场力量，在公立医院和民营医院之间，同级和不同级的医院之间，甚至医院与全科医生之间的医疗服务质量和医疗服务价格上产生了全方位、充分的竞争，提升了公立医院的管理水平和运行效率。

英国公立医院托拉斯集团，作为独立法人实体，在服务提供、人事薪酬、设备购置、资金筹集等方面均拥有较大自主权。医院托拉斯作为提供医疗服务的主体，地方卫生局制定购买医院托拉斯医疗服务的财政预算。医院托拉斯有权支配收入所得，在成本核算的基础上按6%的资产收益率确定其服务价格。

根据1990年通过的《社区保健法案》，医院托拉斯的法人治理结构是董事会制，医院托拉斯的最高管理机构为董事会，政府卫生管理部门委托代表参与医院托拉斯董事会的工作，并规定董事会必须有相关利益部门的代表，医院的董事会主席由卫生大臣直接任命或者提名选拔，执行董事包括医院的总经理、医疗主管、高级护理主管和财务主管等，至少有两名非执行董事来自地方社区，由地区卫生局任命，其他非执行董事由卫生大臣与董事会主席商议后任命，从组织上保证医院托拉斯的决策能够体现公益性和公有性质。董事会主要职责是制定医院的总体经营战略，监督所有政策的执行，保证医院托拉斯的财务安全。非执行董事的职责是提出建议，改善医院的工作效率。

董事会主席和非执行董事每四年重新任命一次，其报酬水平由卫生大臣依据财政部的预算水平来决定；医院的总经理由董事会主席和非执行董事通过公开招聘的方式选拔任命，然后由总经理、董事会主席、非执行董事一同任命其他执行董事。董事会对医院总经理通常采取短期聘用合同（可续约），支付与绩效相关联的工资；医院的高层管理者则按合同绩效目标考评后，支付报酬或终止合同。

英国公立医院托拉斯的法人治理结构充分体现了市场激励原则，通过完善法人治理结构，监管和运作集团内各医疗机构，实施资源共享、技术交流、成本控制等策略，不断提高医疗服务效率。

（五）新加坡——医院集团

新加坡公立医院通过集团化、公司法人化医改，形成了国有民营的公立医院、政府医院和私人医院三足鼎立格局，并把政府医院和慈善医院的所有权收归政府，实现了所有权与经营权的分离和管办分离。政府主管部门（卫生部）不再直接管理医院内部运行事务，而成为行业间接监管主体，公立医院集团有自主经营的权利，成为相对独立的医院集团公司，即新加坡的医院托拉斯。自主进行内部运营管理事务，极大地提高了公立医院运行效率和管理效能。

新加坡公立医院管理权，由新加坡政府转交于新加坡保健有限公司。各方代表共同组成公司董事会，由董事会制定医院的发展规划、方针和政策，任命医院行政总监（院长）全面管理医院，行政总监向董事会负责。医院拥有对员工定期晋级、加薪、辞退、财务收支、医院业务、行政管理等自主权。医院仍每年接受政府提供的医疗服务补助，政府按病例进行补贴。政府通过卫生部对医院进行政策指导。

两大医疗服务集团是新加坡政府根据新加坡国土面积小，为引入竞争机制，防止独家垄断组建而成的公立医院集团。集团内部设有董事会，由政府官员、专业管理精英、社会名流组成，董事会聘用执行总裁，总裁下设运营总裁、财务总裁等，负责医院的运营和其他事务的管理。

新加坡政府在公立医院管理方面注重政府和市场的协同性，力图在国有国营化和私有化之间找到一条折中的路径，超越传统官僚制和公共企业制度，在国家治理中引入了市场机制。也正是在这种思路下实行了医院公司化改革。既保持政府对公立医院的控制，又充分利用市场机制改善医疗服务质量。这是其在公立医院改革乃至医疗卫生事业改革中颇具意义的创新之举。公司化改革使得新加坡公立医院显著提高了管理效率和增强了回应性，同时还有效地控制和降低了日益上涨的医疗费用。

二　管办分开不分家模式

公立医院的管办分开不分家模式是指从政府治理层面看，公立医院的管理只是职能上与卫生行政部门分离，但是在组织结构上仍然隶属于卫生行政部门，独立性不够强。我国北京、潍坊、鄂州等地的公立医院管理制度就属于管办分开不分家模式。

（一）北京——医院管理局

2011 年 7 月，北京市医院管理局成立，隶属于北京市卫计委，代表北京市政府履行公立医院出资人职责，负责市属医院的举办和精细化管理。而北京市卫计委则聚焦于整个医疗卫生行业的监管。

北京市医院管理局目前管理医疗机构 23 家。医管局行政编制 75 人，实际 67 人。内设办公室、组织与人力资源管理处、改革发展处、工会、党群处、监察处、团委、药事处、科研学科教育处、财务与资产管理处、基础运行处、医疗护理处 12 个部门。主要负责直属医院的选人用人，医院绩效考核，医院监事会日常工作，医院人事制度改革和收入分配制度改革，建立法人治理结构和现代医院管理制度，监督管理医院国有资产保值增效等。具体职责包括：一是负责建立适应现代医院管理制度的选人、用人机制，按照干部管理权限对所办医院负责人进行考核任免，推进医院人事制度改革和收入分配制度改革。二是推进所办医院管理体制和运行机制改革，建立法人治理结构和现代医院管理制度。三是承担所办医院国有资产保值增效的责任，优化资源配置，加强品牌建设，提高运行效益，对医院国有资产使用和处置进行监督管理。四是负责组织所办医院贯彻落实有关法律、法规、规章和政策措施、规划标准，参与相关行业规划和标准的研究拟定，组织制定所办医院发展规划并组织实施。五是负责建立所办医院绩效考核评价体系并组织实施，负责医院监事会的日常管理工作。六是承担所办医院医疗、医技、护理、药事等服务质量管理的责任，组织所办医院加强行风建设、优化服务流程、规范服务行为，妥善处理医疗纠纷和重大医疗事故。七是推进所办医院的科技、教育培训和人才队伍建设，以及重点学科建设和科技成果的推广、应用。八是负责组织所办医院依法承担公共卫生服务和突发公共卫生事件的医疗救护。九是负责所办医院的党群，对外宣传，精神文明建设和安全稳定工作。十是承办市政府及市卫计委交办的其他事项。

需要注意的是，北京（成都、宝鸡等城市）的管办分开和香港、申康的"管办分开"不同，虽然与卫计委职能分开，但是在组织结构上仍然隶属于卫计委，属于"分开但不分家"，不似香港和申康等医管部门与卫生行政管理部门"分开又分家"，独立性不够强。

北京医管局在直属几家医院试点建立以理事会为核心的公立医院法人治理结构。北京朝阳医院和北京友谊医院是首批试点。实行理事会制度、监事会制度和院长负责制，构建决策、监督和执行相互制衡的权力运行机制。理事会模式下的医院管理促使公立医院用人由政府管理模式向理事会管制模式转变。

北京医管局也在探索公立医院所有权和经营权的分开管理。2014 年 11 月 28 日，首家医管分治医院北京清华长庚医院开业，成为北京医管局直属医院大家庭的第 22 名成员。市医管局和清华大学共同组建医院法人治理结构，共建共管强强联合，清华大学前期投资的医院资产由市医管局按照相关规定进行管理。市医管局负责医院岗位设置管理，清华大学负责卫生技术人员职称管理；医管分工双轮驱动，借鉴台湾长庚纪念医院模式为管理创新探路。

（二）潍坊——总会计师管理办公室

2005 年 12 月，潍坊市委、市政府出台了《关于进一步加快卫生事业发展与改革的意见》，拉开了潍坊新医改的序幕，同时开创了我国公立医院改革的管办分开不分家的"潍坊模式"。潍坊公立医院管理的主要特征是管办职能在卫生行政部门内部分开，由卫生行政部门内设机构承担分开的管、办职能。潍坊在市卫生局成立了卫生监督处，作为公立医院的监管机构。同时设立了总会计师管理办公室，代行公立医院"办"的职责。

政府在制度建设、资源配置、加大投入和强化监管等方面发挥主导作用，着力办好公共卫生事业和承担基本医疗、代表区域水平的公立医疗机构。努力实现政府卫生部门的基本职责由"办医"向"管医"转移，用主要精力加强卫生监管，规范服务行为，严肃查处损害群众利益的行为。

潍坊公立医院改革后，卫生行政部门受政府和国资部门委托，代行资产所有者、代表出资人职能，对医院有管理团队任免考评奖惩权、收支知情权、经营监督权和发展决策权；医疗卫生单位是经营者，院长有用人权、分配权和经营权。这就形成了"国有资产管理—主管部门—单位"三层监管体系。

公立医院实行院长年度考评制，推行综合目标管理责任制，由卫生行政部门制定业绩考评体系，并组织考核。年度考评不合格的院长予以诫勉，连续两年不合格的予以解聘。改革用人制度，取消医院人员编制定额，医院根据事业发展需要，制定人员编制规划和年度用人计划，经所属卫生行政部门批准后执行，用人全部实行聘用制，同时级别取消之后，以前的行政工资制随之失效。取而代之的是院长年薪制和工资总额制。

院长年薪总额为本院职工年平均薪酬的3—5倍。员工按照绩效考核，多劳多得。绩效工资的考核标准涉及医院规划、建设，工作的数量和质量，效益和经济质量等方面。医院业务收支结余的50%—60%为薪酬总额，40%—50%为医院发展资金。在此基础上还推行了岗位工资制，一岗一薪，易岗易薪。

（三）鄂州——医院管理中心

2012年，鄂州市成立了公立医院管理中心，挂靠市卫生局，主任由卫生局局长兼任。市公立医院管理中心作为政府办医职能的执行机构，对公立医院的资产、财务和领导班子按规定进行监督管理，不干预公立医院具体经营管理业务。具体职能：一是承担公立医院公益性主体责任，统一协调财政、医保、医疗救助、商业保险及社会资本等各方对医院的投入，建立可持续的筹资机制。二是负责公立医院资产运作。对公立医院国有资产依法实施监管，审批公立医院发展规划、重大基础设施建设计划、大型设备配置计划等重大事项，按规定向公立医院注入资产和运用公立医院资产控股、参股、并购其他医疗机构，确保国有资产保值增效。三是负责公立医院财务监管。编制公立医院基本医疗服务经费预算、决算报告。审查公立医院财务预决算。向公立医院派驻总会计师，对公立医院财务进行监督管理。四是负责公立医院领导班子的考核管理。建立健全院长激励约束机制，组织对医院主要领导及管理层的绩效考核。

将市卫生局现有对公立医院的人事、财务、医院运营的监管职能划归市公立医院管理中心后，卫生行政部门依法实施全行业管理，承担以下职能：一是制定卫生事业发展规划，合理配置医疗卫生资源；二是加强机构、人员、设备、技术等要素的准入，依法对医疗市场进行监管；三是建立行业管理规范和标准，开展公立医院等级评审，督促公立医院切实履行基本医疗服务和公共卫生服务职能；四是建立分级医疗管理制度，实行医疗机构分类指导；五是加强卫生信息管理和公示，引导群众合理就诊、理性消费；六是建立医疗质量督查、评价制度，规范医疗机构执业行为。

医院内部治理方面，建立公立医院理事会、监事会，完善院长负责制，形成以理事会为核心，理事会、监事会、医院管理层三者之间相互制衡的公立医院治理结构，明晰所有权、完善管理权、强化监督权，落实公立医院独立法人地位，强化具体经营管理职能和责任。具体方案待省、市联合出台《鄂州市公立医院建立法人治理结构试行办法》后制定，先在市中心医院试点，再在其他市直公立医院铺开。

三　管办合一模式

（一）中国台湾——"卫生福利部"

台湾公立医院的管理模式，从"政府治理"层面看，公立医院的举办和监管职能均由卫生行政部门行使。目前，我国台湾地区公立医院由"卫生福利部"管理。其是由"台湾立法部"于2013年3月31日将"内政部"社会福利职能部门与"卫生署"合并而成。

"卫生福利部"内部组织结构：医事处、企划处、国际合作处、护理及健康照护处四处；秘书室、人事室、政风室、会计室、统计室五室；医院管理委员会、卫生教育推动委员会、法规委员会三个委员会；一个资讯中心；一个全面健康保险小组。附属机关包括疾病管制局、健康保险局、国民健康局、食品药物管理局四局；中医药委员会、全民健康保险监理委员会、全民健保争议审议委员会、全民健保医疗费用协定委员会4个委员会；器官捐赠移植登录中心、医院评鉴暨医疗品质策进会、医药品查验中心、卫生研究院、药害救济基金会5家附属财团法人。

虽然我国台湾地区的公立医院管理在"政府治理"层面还是管办合一的模式，但在公立医院的法人治理方面也实行了公立医院的集团化改革。台湾地区公立医院大多采取集团化发展模式，具有多规模、所有权和经营权分离多形式、治理结构多样化、法人化治理下的统一管理和背后拥有大学或财团强大支撑等特点。其中，所有权和经营权分离的形式包括OT模式——公建委托民间经营（Operate-Transfer）；BOT模式——委托民间建设与经营（Build-Operate-Transfer）和ROT模式——重构、运营、移交（Reconstruct-Operate-Transfer）。治理结构形式的多样化表现在台湾地区公立医院法人治理结构有大学校长领导下的医院院长负责制、董事会或决策委员会领导下的医院院长负责制等多种医院法人治理结构。

我国台湾地区医院集团多实行法人制，各医院集团均有一套规范标准的管理制度，集医院资产、医疗服务、经营管理于一体，以股权关系为纽带，提升各医院经营和服务的品质。微观管理注重管理的规范化和信息化，并在加强控费方面狠下功夫。一是以医院评鉴为契机和手段，不断规范化医院管理，给予公众更智能、便利、人性化、价廉质优的医疗服务；二是通过信息化管理，不断提升医疗服务管理水平；三是通过实行总额预付制度的支付方式改革、完善药品和医疗服务价格、采用公平竞争的自主药品市场采购模式、加强定点医疗机构监管和公开重要信息等措施来加强医药控费。

从1986年至今，台湾地区的医疗改革已经经历30多年，台湾地区公立医院的角色也在不断改变。一是台湾有关方面出台相关政策，逐渐松绑公立医院管理，给医院更多自主权和激励。第一，政府只制定一个上缴额度，公立医院的收入除上缴该额度外，剩余资金全部由医院支配，可用于扩张发展；第二，医院的用人权转移到院长手中，院长可以聘用大量无编制医生；第三，调整公立医院工资结构。降低基本薪资占比，提高奖金数量，奖金数量可达底薪5倍，一位公立医院的医生一个月甚至可以拿50万新台币，这种薪酬制度极大地提升了医务人员的工作积极性。二是鼓励公立医院引入民间资本，缓解公立医院经营困境。台湾当局修改采购法，采用最有利标而非最低标的招标方式，同时，鼓励外包、委外经营等弹性经营的手段，公办公营和公办民营相结合。三是医改在2012年再陷困境后的重树形象。为扭转公立医院形象，采取了以下措施：第一，"卫生福利部"所属医院全面实施组织再造，制定了新的绩效指标体系尤其是服务指标，提高经营管理水平和服务满意度；第二，特别注意对特殊人群的关怀，对中低收入人群、急性病人，公立医院主动承担医疗护理工作；第三，重点打造远程医疗网络，建立影像判读中心，提供放射科离岛服务，为离岛居民提供诊疗服务；第四，公立医院间加强联动合作，包括大医院间的强强联手及大医院对小医院的支援合作，加强资源共享，促进公立医院体系的整体服务效能。

（二）法国——公立医疗管理局

从政府治理层面看，法国公立医院管理政府介入的力量很强，属于管办合一模式。法国公立医院属于福利事业单位，相关职员为公务员。

法国政府参与公立医院人、财、物的直接管理：对公立医院的收费标准直接干预；医院登记注册、床位增减、大型设备购置都必须经卫生行政部门批准；由政府支付医生的固定薪酬，医生可以私人行医但有数量限制；政府依据医疗活动量向公立医院提供财政支持；由保险组织支付医疗费用。

法国成立的巴黎公立医院集团，是欧洲乃至全球最大的教学医院集团之一，集团拥有38所医院，22500张床位，15800名医生，超过90000名员工，年门诊量多达580余万人次。AP-HP的38所医院包括急性病医院、康复医院、老年医院三类，服务范围覆盖巴黎大区1000万人口。2008年有468.6万就诊人次，100万短期治疗人次。就诊患者中，32%来自巴黎市区，41%来自巴黎近郊和远郊，27%来自其他地区和国外。AP-HP年度运营预算开支64亿欧元，其中人力费用占2/3。在运营收入中，75%为社会保险给付，9%为住院费收入。与该医院集团相关联的医学院有7所，50%的住院医师参与大学的专业教学工作，其中15%为双重身份，既属于医院的医师，又是大学的教授。

巴黎公立医院集团除了医院以外，还下辖有8个联合科研院所，80个法国国家健康和医学研究院的科研机构、研究中心以及公共服务中心，13个国家科学研究中心等，是法国国家医学临床研究体系的重要组成部分。为统一协调集团内部的临床研究，巴黎公立医疗集团设立了临床研发部负责集团的科研管理。其临床研究体系如图2—6所示。

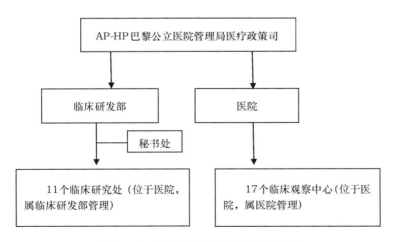

图2—6　法国AP-HP临床研究体系

从法人治理层面看，医院内部组织机构采用董事会制，负责日常医疗活动管理，院长负责医院全面工作，设有院务委员会等非常设机构，帮助院长发挥协调、监督等作用。

公立医院的院长由政府医疗行政部门任命，私立医院的院长在社会上公开招聘。这些担任院长职务的人不是医生，而是专门毕业于医院行政管理学院的高级管理人员。公立医院的院长负责医院全面工作，一般设院长助理4人，分别负责行政、财务、后勤和人事，下设若干个职能科室。医院设有院务委员会以及医疗咨询委员会、急诊医疗委员会、安全保险委员会、技术协调委员会、卫生保险委员会、预防医学委员会等非常设机构，帮助院长发挥协调、咨询、监督作用。科室实行科主任负责制，全面负责科室的医疗、护理、教学和科研。科室设科护士长，各病区设病房护士长、护士，对病房实行包干制。门诊设普通门诊、专科门诊和私人门诊（相当于我国的专家门诊），门诊不设药房。病房分普通病房（一般病人，两人一间）、特护病房（重危病人）、私人病房（要人和富人）、日间病房（检查或治疗观察）、周病房（癌症化疗疗程）。从管理体制来说，政府对医院控制较直接，包括医院登记注册、床位增减、大型设备购置都必须经卫生行政部门核批。医院经费主要来自社保组织和公共救济金的补助，医院有充分的使用支配权。

四　独立法人模式

（一）日本——独立行政法人国立医疗机构

日本公立医院实行独立行政法人国立医疗机构制度，其核心宗旨是：在政府出资者身份不变的情况下，将国立医院转变成真正的法人，使独立行政法人公立医疗机构真正成为自主经营、自负盈亏的法人，政府对其具体业务管理减少干预，对其监管主要依靠运营评价、预算控制和目标管理等，依法行使剩余价值的索取权和管理人员的选举权。同时，医院获得独立经营的人、财、物的权力。为此，日本出台了一系列法规，如《独立行政法人国立医疗机构法》《独立行政法人通则法》《国立医院特别会计法》《独立行政法人福利医疗机构法》及《独立行政法人福利医疗机构的融资制度》等。

日本政府更注重健全医疗卫生法制，使其制度化、规范化、法制化；同时充分发挥医学协会作用，减少卫生行政部门干预；联合各医疗机构，实行医院集团化，大医院和中小医院及诊所之间、各医院之间职能清晰、功能定位明确，井然有序，形成上下转诊机制。

日本国立医院通常设有院长、事务长和临床、医技及管理部门。国立医院的院长一般通过两种方式产生：一是选举制，由职员投票选拔，再由上级主管部门正式委任；二是任命制，由上级主管部门直接委派。国立医院的事务长由医院上级主管部门任命，支撑着医院的日常经营和经济管理活动，如掌控总务、财务、供应、人事等方面的工作。在对外事务方面，院长是医院的象征，事务长是医院内事务的总管，负责具体事务。在内部管理方面，院长是医院统帅，负责院内重大事务，事务长是医院除医疗工作之外具体事务的总负责，负责医院具体经营管理。

政府对国立医疗机构财政补助办法采用定额定向津贴。日本政府为独立行政法人国立医疗机构提供公共服务补贴，缓解公益服务与资本增值的矛盾。同时，拓宽了独立行政法人国立医疗机构的融资渠道，扶持了该类公立医疗机构的发展，使其能够适应市场竞争。另外，也发挥了债权人对其内部治理的约束，使其更注重成本核算，提高效率。

（二）美国——医院管理委员会

美国大约有58%的公立医院为独立的公共实体，在法律上同政府脱钩，具有独立自主的管理委员会，基本完成了自主化改革和法人化改革，具备完全法人自治权。政府对管理委员会、医院的经营活动保持一定控制和监督权。医疗监督立法严格，诞生了世界首部《医院法》。公立医院一般委托管理公司全面经营管理医院，将医院总收益的3%抽取出来作为管理费用。

美国的公立医院大多实行董事会领导下的院长（CEO）负责制。医院法人治理结构包括董事会、首席执行官（或院长）和医务人员。董事会是医院决策机构，由工商界人士、大学教授、政府官员等组成，制定医院战略规划、审批医院重大人事与薪酬政策和财务政策、聘任和考评医院院长等。董事长及大部分董事由政府任命。首席执行官（或院长）负责实施董事会决议，自主招聘其副手，全面主持医院各项管理工作。医务人员在医疗机构中是独立自治力量，更多遵守医师协会规章制度而非医院的行政管理，绝大部分不是医院雇员，对诊疗过失和医疗事故负一定责任，参与医院管理和制定董事会决议。

凡不设董事会的医院，医院设立管理委员会，有两个执行委员会，即医疗执委会下设相关委员会负责医院的相关质量控制和培训管理等，行政执行委员会负责后勤保障。医院各方面的问题必须先向相关委员会反映，由各委员会接受、整理、讨论、提出建议上报院务会审议通过。医院要对医生在诊疗过程中的过失行为负责，促使医院采取相关的监督措施加强医疗质量监控，对医生的医疗行为进行相关的监督和评估，减少医疗事故的发生，从而提高医院的医疗质量和病人的满意度。

（三）德国——医院集团

德国政府不再直接管理医院，医院通过集团化、公司化改革，实行内部高度自治，并接受政府参与董事会、州政府财政预算约束和行业协会规制等途径在内的多元化监督。德国公立医院的管理实行联邦、州、区三级管理，建立了合理分工，适度分权，公私合作的管理体制。联邦和州均设有卫生部，根据各自分管的工作享有立法权，区一级设立有卫生处。联邦政府制定有关法规和法案，监管各类联邦层面的行业协会，联邦政府对医院的直接管理职能相对较弱。州政府主要负责制定医院规划、医院基础设施的补偿与投资，并监管州层面的行业协会。区级政府负责区医院规划和区域内的公共健康项目。德国作为一个典型的"自我规制"的国家，在中央政府和州政府均成立了联合委员会，负责调解和处理各类合同协商中的纠纷。州政府层级的委员会主要负责本地区的门诊服务与社会保险协商的筹资合同。

德国公立医院实行董事会领导下的院长和科主任负责制，聘用方式为终身合同制与短期合同制相结合，政府支付医生固定薪酬，允许私人行医。政府通过医院董事会的传递作用，仍然拥有权力和决策上的优势。公司的财务必须经过政府同意，所以政府实际上并没有丧失操纵公司运营的权力。

　　德国政府对公立医院实行了医院自治及公司化管理等改革措施。其特点是借鉴私营企业的管理方式，将公立医院按照公司的组织结构重新组建，成为一个独立的法人实体；实现医疗服务购买者与提供者的分离，在两者之间引进签约化的合同关系，提高医院在服务范围、人员任用和财务上的自主权，保留医院赢利的权力。

第三章　深圳构建现代公立医院管理制度的历史背景

第一节　中国公立医院管理制度的历史回顾

一　中国传统医疗卫生制度的发展历程

中国医疗体制的制度演进大体可以分为三个阶段，与我国的转型经济相联系，反映了经济社会发展的脉络。

（一）医疗卫生制度的形成期（1949—20世纪70年代末）

这一阶段制度的主要框架是：四大卫生工作方针；三级医疗保健网；合作医疗、劳保医疗和公费医疗保障制度。

新中国成立伊始，卫生体制完全借鉴了苏联计划经济下的卫生制度模式，建立了公共筹资、公共服务、公共管理三位一体的医卫体制。针对中国广大农村缺医少药的现实，倡导"面向工农兵、预防为主、团结中西医、卫生工作与群众运动相结合"四大方针。政府将医疗卫生业作为社会福利事业对待，先后制定了一系列法律、法规与政策，并通过政府统一规划、统一组织和大力投入，按照行政隶属关系，在城乡分别建立了三级医疗服务机构。初步建立了基本覆盖城乡的全民医疗保险制度，集体经济、国有企业和公共财政承担了卫生制度的大部分筹资功能。城镇对行政事业单位职工建立公费医疗保障制度，对企业职工建立劳保医疗保障制度，对职工的子女按不同的幅度享受其父母的医疗保障制度，这两项制度基本覆盖了城镇所有职工及其子女。从60年代中期开始，农村广泛地实行了合作医疗制度，形成了集预防、医疗、保健功能于一身的三级县、乡、村卫生服务体系。特别是以"赤脚医生"为标志的村卫生员，在使农民便捷地获得村级卫生服务方面发挥了巨大作用。70年代，世界银行和世界卫生组织把中国的合作医疗称为"发展中国家解决卫生经费的唯一典范"，唯一典范意味着是唯一成功的例子。

（二）医疗卫生制度的转型期（1979—2003）

这一阶段医疗卫生制度的转型与国家经济体制改革密切联系，包含了我国第一次和第二次医疗卫生体制改革。这一阶段的主要体制框架为：效率优先，私人供给出现；公共筹资解体（合作医疗、公费、劳保）；价格机制形成；引入了购买方，与服务提供方分离，建立社会保险制度；多方筹资，个人主导。

第一次医疗卫生体制改革（1979—1997）的主要特点是：经济优先，市场导向；放权让利，"自主"医疗服务；价格杠杆，医疗机构利益分化，集团利益萌芽；技术创新，外部利润形成。第二次卫生体制改革（1997—2003）的主要特点是：中央地方利益分化，分级财政博弈；强化个人责任；自主权利扩大，医疗利益集团形成；政府卫生投入减少，利益群体分化。

第一次卫生改革主要是把经济部门"放权让利"的改革引入卫生领域，第二次改革是在经济部门制度创新的大背景下进行的，其主导思想是市场导向。这两次改革都是在我国经济体制由计划经济向市场经济转轨的背景下产生的，其方向是医疗卫生制度逐渐从计划模式向市场模式演进，是对计划体制下筹资、供给、管理三位一体的卫生体制的逐步分离。这两次医疗卫生体制改革的共同点：一是市场规则价格机制的引入，微观经济主体自主权利扩大；二是卫生筹资责任逐渐向家庭和个人过渡，第一次医疗卫生体制改革突出了特点一，第二次医疗卫生体制改革突出了特点二。

（三）医疗卫生制度的重构期（2004年至今）

由于政府卫生投入减少，医院逐利行为日趋严重，"看病难、看病贵"遂成为第三次医改的前奏。在新公共管理思潮下，第三次卫生改革的重点在于进一步推进公共提供筹资与医疗服务分离，公共管理与服务分离。强调社会公平，要求政府加大投入，同时区分政府与市场的作用。2002年，中共中央、国务院指出到2010年，在全国农村基本建立起以大病统筹为主的新型合作医疗制度和医疗救助制度。2003 年以来，新的医疗体制改革逐步推进，新医改以"政府主导""公益性"为方向，医疗体制改革进入一个新的时代。2007 年 7 月，国务院发布《关于开展城镇居民基本医疗保险试点的指导意见》，决定开展城镇居民基本医疗保险试点，探索和完善城镇居民基本医疗保险的政策体系。

这一阶段医疗卫生制度"重构"主要体现在以下几个方面：一是医疗服务体系的合理分工和基层医疗体系的重构——数量、结构机制调整，突出公益性；二是继续转变公立医疗机构的补偿机制、管理体制、治理机制、运行机制及监管机制；三是多元筹资制度和全民医疗保障体系的构建，包括在公共财政和分级财政体制要求下，对医疗卫生机构补助方式和范围的进一步完善以及覆盖全民的医疗保障制度的建立和完善；四是重构药品供给体系——基本药物制度。

二　中国传统公立医院管理的制度演进

我国公立医院管理体制或制度的改革历程大致可以分为三个阶段。

（一）计划经济体制下的公立医院管理体制（1949—20 世纪 70年代末）

该阶段公立医院的管理体制基本为行政命令式管理体制，政府对公立医院的人、财、物管理直接干预，对医院行政事务管理也比较微观。1978 年阿拉木图宣言确定 2000 年全球初级卫生保健目标：人人享有初级卫生保健。中国政府郑重做出了承诺并实现了该目标。初级卫生保健制度为我国人民健康水平的提高带来了革命性的进步。该阶段，新成立的人民政府出资建立起了公立医院体系，并由政府财政兜底国民医疗卫生支出，公立医院为全民提供近乎免费的"公费医疗"和"劳保医疗"服务。虽然公立医院医疗技术水平和服务质量整体不高，但全民基本医疗的可及性和公平性较高，群众对公立医院的满意度良好，患者敬称医护人员为"白衣天使"，医患关系比较和谐。

（二）经济转型时期的公立医院管理体制（20 世纪 80—90 年代初）

该阶段公立医院管理体制仍然是行政命令主导式，但与计划经济时期相比，公立医院拥有了更多的经营自主权，但相关监督缺位、保障措施缺失。20 世纪 80—90 年代初，为激发宏观经济各行各业的发展活力，中央简政放权，放宽政策，充分给予各行各业以政策红利。1980 年，政府给医院政策不给钱。1992 年，医院建设靠国家，吃饭靠自己。要求医院"以工助医，以副补主"。仿效国企改革，公立医院也获得了充分经营自主权，积极寻求自身发展红利，在"放宽政策，简政放权"的经济改革大背景下，医疗行业"三补"现象泛滥，即"医疗亏损卖药补、卖药受控检验补、主业受困副业补"，大处方、滥用机器检查及收红包等不良现象频现，为"看病难、看病贵"等问题埋下隐患。

（三）市场经济时代的公立医院管理体制（20 世纪 90 年代至今）

这一阶段是公立医院管理体制的曲折探索期，可分为两个时期。一是 20 世纪 90 年代中末期至 21 世纪初。医改焦点是缓解财政压力和提高公立医院的管理效率。2000 年，医院产权改革，实行医药分业。公立医院管理体制的弊端并没有得到根本解决，反而加剧了民众的"看病难、看病贵"问题。2005 年，舆论导向市场化非医改方向。其间，国务院发展研究中心报告称："我国医改基本不成功。"二是 2006 年至今的"新医改"时期。2006 年，相关文件指出政府应承担基本医疗服务和公共卫生服务，导向明朗，逐步明确建立基本医疗卫生制度。2009 年，国务院新医改方案出台，新医改全面启动。2012 年国务院颁布的"十二五医改规划"和随后的工作安排中提出：坚持公立医院公益性性质，按照"四个分开"的要求，加快建立现代医院管理制度，探索建立理事会等多种形式的公立医院法人治理结构。由此，公立医院管理体制改革的方向与途径才逐步明晰，即构建现代公立医院管理制度（体制）阶段。2017 年 7 月 14 日，国务院办公厅印发《关于建立现代医院管理制度的指导意见》，对建立现代医院管理制度涉及的各方面内容做了框架性指导。

第二节　深圳公立医院管理制度的
初步构建与困境

一　深圳现代公立医院管理的制度架构

（一）现代公立医院管理制度的提出

现代公立医院管理制度的提出，可以追溯的是国家关于现代公立医院管理制度的部署和指导性政策法规。2012 年 6 月，国务院办公厅印发《关于县级公立医院综合改革试点意见的通知》（国办发〔2012〕33 号），在政府层面首次提出现代医院管理制度。

2015 年 4 月，国务院办公厅印发《关于全面推开县级公立医院综合改革的实施意见》（国办发〔2015〕33 号）明确提出：到 2017 年，现代医院管理制度基本建立。

（二）构建现代公立医院管理制度的路径

深圳构建现代公立医院管理制度的路径，《关于城市公立医院综合改革试点的指导意见》（国办发〔2015〕38 号）指出：积极探索公立医院管办分开的多种有效实现形式，明确政府及相关部门的管理权力和职责，构建决策、执行、监督，相互分工、相互制衡的权力运行机制，建立协调、统一、高效的办医体制。各试点城市可组建由政府负责同志牵头，政府有关部门、部分人大代表和政协委员，以及其他利益相关方组成的管理委员会，履行政府办医职能，负责公立医院的发展规划、章程制定、重大项目实施、财政投入、运行监管、绩效考核等，并明确办事机构，承担管理委员会日常工作。

（三）构建现代公立医院管理制度的目标

构建现代公立医院管理制度的目标，按照 2017 年 7 月 14 日国务院办公厅印发《关于建立现代医院管理制度的指导意见》（国办发〔2017〕67 号）中的指示精神，设定为：建立维护公益性、调动积极性、保障可持续的公立医院运行新机制和决策、执行、监督相互协调、相互制衡、相互促进的治理机制，促进社会办医健康发展，推动各级各类医院管理规范化、精细化、科学化，基本建立权责清晰、管理科学、治理完善、运行高效、监管有力的现代医院管理制度。

（四）构建现代公立医院管理制度的方向

深圳构建现代公立医院管理制度的方向是按照国家新医改方案设定。

1. "政事分开"

转变政府职能，卫生行政部门主要承担卫生发展规划、资格准入、规范标准、服务监管等行业管理职能，其他有关部门按照各自职能进行管理和提供服务。通过政事分开，实现政府职能与角色定位的根本变革，即政府"只掌舵，不划桨"。在维护其对基本医疗服务提供的主导地位基础上，收缩自身职能范围，解除不适当的政府干预，充分发挥市场力量，兼顾公平与效率。

从卫生系统内部来讲，"政事分开"是指政府卫生行政职能与公立医院运营事权分开，卫生行政部门应统筹行使"办医保障"决策权和有效行使"行业管理"监管权，医院运营组织应依法依规独立经营管理公立医院并承担管理风险和责任。"政事分开"就是将政府部门决策和监管的行政职权与监督执行的事权分设。比如将医院评估标准的制定权与评估标准执行权分设，避免一个部门既当裁判员又当运动员。

2. "管办分开"

"管办分开"是指政府的监管职能与公立医院内部管理职能分开。卫生行政部门不能以行业监管为由，规制属于公立医院内部管理事务的人、财、物运行。这种制度安排才使"政事分开、管办分开"有了着力点和支撑点。从政府内部来讲，卫生行政部门通过"医疗行业监管"履行"管医"的职能，发改、财政、人事、社保、物价等政府部门通过"卫生事业保障"履行"办医"职能。"管办分开"就是要厘清政府部门之间的"医院管办"职能，卫生行政部门既要加强行业监管，又要统筹事业发展。

3. "营利与非营利的分开"

一方面，首先要从制度上明确不同医疗机构的作用与定位，其次通过全行业管理，加强准入、监管等制度建设，创造医疗机构之间公平竞争的市场环境，显著提高医疗服务的效率与质量。另一方面要建立统一、高效、权责一致的公立医院管理体制，采取设立专门管理机构等多种形式，履行政府举办公立医院提供公共服务的职能。通过管办分开，实现"监管"与"举办"职能分开，有效落实产权制度，实施专业化管理，更有利于实现医院的公平和效率。

4. 建立法人治理结构

建立法人治理结构，其核心是建立并完善决策、执行、监督相互分工、相互制衡的权力运行机制。理事会行使出资人权利，承担政府直接管理医院的责任，包括发展规划、财务预决算、重大业务、章程拟修、院长选聘、薪酬制度设计等，并监督医院运行；监事会行使监督职权，主要包括监察医院财务和运营、监督理事会的具体管理行为等；医院管理层履行出资人委托管理医院的职能，对理事会负责，除接受政府监管外，承担自主经营管理的责任，包括资产收益和相应社会职能。

二　深圳现代公立医院管理的制度困境

为什么需要构建现代公立医院管理制度？究其根本原因，是因为深圳原有公立医院的管理制度问题较多，包括医院外部管理制度和内部管理制度都出现了一些突出问题。或者说，深圳原来建立的医院管理制度已经不再适应当前和未来公立医院发展的需要。

（一）外部管理制度存在的问题

1. 公立医院事业单位法人资产制度不完善

公立医疗机构属国有资产，其社会公众服务的特点有别于一般企业，但二者的共同点是在其服务过程中都存在着经营活动，也就存在着所有权和经营权的问题。有些地方采取理事会模式来构建法人治理结构，但理事会模式的公立医院产权仍归属于代表全体公民的政府机构，相比于董事会模式的公立医院，产权归属还有待明确。而且每个医院集团都由专门的理事会负责，当政府的整体规划与公立医院自身的发展冲突时，理事会可能会抵制政府的决策，不利于政府的宏观调控。

2. 行政手段介入医院内部经营

深圳政府行政职能部门对医院的管理不是从经营的前提出发，按照产权归属对医院进行管理，而是按照行政模式进行管理，如医院行政管理部门通过对院长的任命而直接参与到医院的经营活动中，使得医院经营者不是对国有资产负责，而是对上级领导负责。经济体制改革势必带动政治体制的改革，政府行政职能部门应该主要以法律和经济杠杆手段对医院的经营活动进行引导，而不是主要依靠行政手段。

3. 公立医院利益相关者权责不均等

按照委托—代理理论分析，深圳公立医院的委托—代理关系是多委托人的委托—代理关系。多委托人导致所有者职能不统一；委托人的多目标导致难以建立对代理人的约束机制。公立医院放权的结果是导致政府作为公立医院所有者代表的概念在员工心中已经淡化和模糊。公立医院现行治理结构对医院趋利性目标有鼓励作用。

深圳卫生行政部门既代表着政府的利益，又代表着深圳公立医院的利益，在财政、发改、社保、人事等政府资源守门人与公立医院之间充当第三方角色，在资源配置、行业监管等方面难以平衡政府、医院、社会之间的关系。公立医院管理责任和目标不明确，卫生行政部门和公立医院之间的权责关系不明确、权责不均等。

4. 管办合一的体制性障碍导致监督机制失灵

深圳公立医院的管办合一，卫生行政部门长期充当了领队和裁判两个相互冲突的角色，双重角色和职能集于一身就有可能损害市场的"三公"（公开、公平、公正），导致"假球""黑哨"频频发生，容易引发公立医院的监管缺位，导致医院领导班子的专权或失职及医院损害群众权益等问题发生，造成执法不公、出资人缺位、所有者经营者监督机制失灵等一系列问题。因此，实现深圳公立医院管办分开已成为建立现代医院管理制度的必然要求。

5. 政府办医职能分散、利益关系协调复杂

现行体制下，深圳市政府"办医"职能分散在多个部门，如发

展改革、人事、财政、社保、物价、政府采购等，由谁作为政府出资人代表尚不够明确，公立医院筹资渠道多样、筹资方式碎片化，未能形成有机整体。卫生政策经常被不同政府部门的法规性文件所左右，导致政府的办医政策难以统一。

（二）内部管理制度存在的问题

1. 法人治理结构尚不完善

理事会相当于在公立医院与政府之间增加了一个类政府机构，更多地关注运行效率而忽略整个公立医疗体系效益的改善，阻碍了医疗卫生资源的有效配置和合理流动。在上级政令下达时，理事会可能会选择性执行或者阳奉阴违，而下级向上级汇报时增加了一个环节极有可能损失信息的准确性、降低沟通效率。理事会类似于政府机构，增加了管理的难度和协调成本。

2. 医院缺乏经营自主权

深圳市政府管理部门对医院的行政管理过于微观，项目投资、财政补贴、社保经费、机构编制、人员聘用、物价收费、设备采购等运营管理层面的问题明显制约了公立医院的发展，使得医院管理者无法有效发挥经营作用。

3. 院长权力的绝对性与局限性

在医院的经营决策权方面，深圳市公立医院的院长们拥有一定的经济支配权、发展规划权，但只有不完全自主、微弱的员工聘用权。

调查结果显示，公立医院院长并非都拥有完全的经营决策权，院长权力的绝对性与局限性并存。从权力的绝对性分析，由于长期以来政府对医院缺乏有效的考评与监督机制，院长的权力运用极少受到控制与阻挠。其特点有：一是官位不大，但是岗位却很重要，具有审批权；二是往往负责公共资金的投向和兑现，具有较大的财权；三是所从事的工作通常具有一定的专业性，外人难以涉足。因此，作为政府任命的法定代表人，院长实际掌握了医院的经营控制权，成为"实权人物"。从权力的局限性分析，由于公立医院是国有资产，产权属于全国人民，在资产支配和发展决策方面必须接受政府相关行政部门的领导、约束和监管，而实际情况是，在某些方面，由于院长的工作专业性和长期身处医院一线的优势，其决策正确性和准确度比上级行政部门领导还要高，但在某些发展、人事等重要问题上，院长权力却是受到约束的，因此院长权力的局限性也是非常明显的，这种局限性有可能会影响到医院某些项目的进展效率和发展路径。

4. 经营管理水平不高、运营成本较高

深圳公立医院管理制度不完善，医院的内外部环境存在诸多缺陷，例如内部行政机构设置冗繁，医政职能不分，所有者缺位，致使信息传递不畅；外部缺乏竞争，从而导致医院的投入产出效率较低，人员流失等问题。

目前大多数医院的经营管理仍基本处于无序状态，经营方式还不灵活，经营行为也不规范，管理水平还远远没有达到精细化、标准化和科学化标准，难以适应市场经济大环境的要求。

第四章　深圳现代公立医院管理制度的改革实践

深圳现代公立医院管理制度在初步构建的实践过程中，所处的形势和面临的问题与全国其他城市大同小异。2013 年以前，深圳现代公立医院管理制度采用的是"管办合一"的制度模式，而随着深圳经济社会的发展，这一模式的弊端日益凸显，深圳借鉴香港"管办分开"的制度模式，对现代公立医院管理制度进行了一系列的改革，取得了显著成效。

第一节　深圳现代公立医院外部管理制度改革

一　改革公立医院管理体制

关于"如何实现管办分开？""要不要成立专职政府办医机构？"的问题，深圳市在充分学习借鉴"香港模式"中"管办分开"相关成功经验的基础上，成立了深圳市公立医院管理中心，探索法定机构运行模式。所谓"法定机构"，是根据一部单独立法而设立，具体职责由法律规定的履行社会公共事务管理和服务的机构，具有独立法人地位。这个"法定机构"正是"香港模式"的精髓。

2013 年 5 月，深圳市公立医院管理中心正式挂牌，负责代表市政府统一履行举办公立医院职责，实行法定机构管理运行模式，按照《深圳市公立医院管理中心管理办法》运作，实行理事会领导下的主任负责制，作为市政府直属事业单位。

实行"管办分开"改革后，深圳市政府相关管医部门职能随之发生了相应改变。市卫生行政部门工作重点转移到强化发展规划、资格准入、规范标准、服务监管等全行业管理职能的落实；医管中心代表市政府统一履行公立医院举办者和出资人职责，监管医院人、财、物等运行，负责市属公立医院的发展规划、章程制定、重大项目实施、财政投入、运行监管、绩效考核等。医管中心及其所属医院依法接受市卫生行政部门的行业监管，配合开展公共卫生服务等工作。

"管办分开"不是意味着公立医院增加了一个行政主管"婆婆"，而是指医管中心在举办公立医院、改革公立医院管理机制、体制的过程中和医院及整个公立医院体系形成不断推进医改，达成医改目标的合力。医管中心代表政府履行出资人职责，应该积极负责参与公立医院业务层面的机制、体制改革与运行效率的管理。也就是说，医管中心要做的不是干预医院的具体事项运行，而是做公立医院改革和管理的有力推手和服务者。卫生行政部门不再负责公立医院的业务职能，更倾向于实现包括公立、民营机构在内的全行业监管，建立公平准入、共同成长、良性竞争的市场环境，提高医疗服务的总供应能力，从而更好地满足城乡居民不断增长的医疗服务需求。

至此，深圳遵循国际经验，构建起了"管办分开又分家"的管理模式。

二　建立公立医院运行管理制度

2013年5月，深圳市医管中心制定并出台了《深圳市市属公立医院运行管理暂行办法》，通过该办法明确了市医管中心与公立医院的事权关系，界定了市医管中心作为政府出资人代表履行监督职责，行使作为独立法人对公立医院的自主运营管理权限。第一，明确医院出资人与公立医院的职权范围，实现"该管应管"：将市属医院的发展规划、干部任免、财政投入、基础建设、学科发展等资源配置和医院领导班子考核、财务和资产监管、运行绩效考核等监管职责交给医管中心统筹管理，让医管中心成为"出资人"代表；第二，实现了"该放应放"：医管中心将医院内部机构设置和人事权、院级干部副职推荐权、中层干部聘用权、内部经济分配权、年度预算执行权和人才引进权等事权下放给公立医院，实现医院自主运营。

（一）建立健全医管中心法人治理结构

深圳市公立医院管理中心理事会（以下简称理事会）作为决策和监督机构，履行市医管中心重大事项决策权和监督权，对市政府负责。理事会的成立推进了政府行政管理职能与公共事业运作功能分开，各办医职能部门共同参与理事会议事平台，政府部门转变职能、简政放权，从医院微观管理事务转为宏观管理。理事会负责审定医院外部宏观管理重大事项，医管中心执行。理事会按章程设立并运作，由市政府及相关部门代表、社会知名人士代表组成。理事会的日常工作由市医管中心承担。市医管中心执行理事会决议，中心领导班子对理事会负责，定期向理事会报告工作。

理事会构成：理事会原则上设 15 名理事，如工作需要，可适当调整。理事会人员及机构组成：市政府分管卫生工作副市长、副秘书长；市编办、市发展改革委、财政委、卫生计生委、人力资源保障局、医管中心各一名负责人；市卫生人口计生委、医管中心根据工作需要增加一名理事；社会知名人士代表 5 名。理事会设理事长一名，由市政府分管卫生工作的副市长担任。理事会职责：审议市医管中心年度工作报告等重大事项；在政府确定的政策标准及资源总规模内，审议所辖公立医院资源优化配置方案、改革发展计划、基本管理制度、年度预算、运营管理目标、绩效评估结果等事项；审议所辖公立医院领导班子成员任职条件和主要负责人人选；法律法规规定的其他职责。

从深圳市医管中心及理事会职责看，有效推动了政府办医主体与相关部门职能的错位配置。政府相关部门转变职能和管理方式，按照职责权限制定并落实公立医院发展规划、财政补助、人事编制、收入分配、社会保险、收费和医药价格等政策措施、标准规范，确定公立医院所需政府投入资源总规模。政策标准及资源总规模范围内的统筹配置、监督管理等权限由理事会行使。对理事会职责权限内的事项，相关部门应在理事会会议前充分沟通协商，理事会形成决议后，按分工予以落实。通过医管中心及理事会这个平台，集中了办医职能，较好地履行了作为公立医院政府出资人的职责。包括落实政府的领导责任、保障责任、管理责任、监督责任。

（二）建立健全新建市属医院法人治理结构

按照所有权和经营权分离的运营模式，在新建医院推行法人治理结构改革。

为跨越式提升深圳的医疗技术水平，2014 年深圳市政府提出实施"名院、名科名诊所、名医"工程，出台了《深圳市"医疗卫生三名工程"政策措施》，对于新建医院，要求实行"开放式"高水平办医，与境内外排名靠前的知名医学机构、高水平学科团队、知名医学专家学者合作运营建设"名院"，以合作引进外部优质资源、以合作推进公立医院体制机制创新，激发公立医院发展活力。

在此背景下，深圳市医管中心作为政府办医出资人代表，积极推进新建医院法人治理结构改革。在深圳市公立医院管理体制改革框架下，按照构建现代医院管理制度要求，通过委托运营等方式实现所有权与经营权分离，由市医管中心及理事会代表市政府履行出资人职责，合作方履行运营管理权。深圳市医管中心与合作运营方共同组建符合现代医院管理制度要求，以法人治理结构为核心的医院管理架构和机制。

1. 医院管理架构

在医院建立由医院管理委员会（董事会或理事会）、医院管理团队、监事会组成的法人治理结构，实行医管会领导下的院长负责制，构建决策、执行、监督的运行机制。

2. 医院管理委员会的组成和职责

医管会由深圳市医管中心与合作方共同组建，数量为不少于 7人的单数，市医管中心占多数，医管会主任由市医管中心委派。医管会成员每届任期为 5 年，连任不得超过两届。

医管会按照医管会章程运作，医管会章程由市医管中心和合作方共同起草，并报市医管中心理事会审定。医管会行使医院重大运营管理事项的决策权，包括审核医院管理团队成员，优化医院内部资源配置，审核医院改革发展计划、基本管理制度、年度预算和决算等。

3. 管理团队的组成和职责

医院管理团队由 1 名院长、若干名副院长和 1 名财务总监组成。医院院长由合作方提名，报市医管中心理事会审议任命。其中 1 名副院长和财务总监由市医管中心提名，其余副院长由合作方提名。医院管理团队成员聘期 5 年，可以续聘。

医院管理团队负责医院内部运营事务，依法履行如下权利和义务：贯彻落实卫生法律、法规、规章、政策、标准；在政策和标准范围内，具有岗位设置、人员聘用、工资薪酬以及内部资源调配等方面的自主权；依法运行和管理医院，为市民群众提供安全、优质、高效、价廉的基本医疗卫生服务；保障国有资产的安全与完整；负责本单位党群、精神文明和行风建设，以及医疗纠纷处理、信访维稳、安全生产、计划生育等工作；制定并实现医院运行管理和发展目标。

4. 监事会组成及职责

监事会由市医管中心、合作方和医院职工代表共同组建，人数为不少于 5 人的单数。监事会主席由市医管中心委派。监事会负责监督医管会和医院管理团队的职务行为。

5. 部分新建医院法人治理结构构建情况

（1）香港大学深圳医院

在医院建立由董事会、医院管理团队、监事会组成的法人治理结构，实行董事会领导下的院长负责制。

董事会由深圳市政府和香港大学代表以及社会人士代表组成，是医院的最高决策机构，向深圳市政府负责。董事会由 17 名董事组成，包括：深圳市政府委派的董事长 1 名；代表深圳市有关政府部门的董事共 6 名，其中：深圳市编办、发展改革委、财政委、卫生计生委、人力资源和社会保障局、公立医院管理中心代表各 1 名；社会知名人士 2 名；香港大学代表 8 名，其中：香港大学校务委员会主席、香港大学校长、香港大学医学院院长、香港大学深圳医院院长、香港大学校务委员会委任私人执业医生代表、香港大学校务委员会委任护士代表各 1 名和香港大学校务委员会代表（或其委任代表）2 名。

医院管理团队由院长、常务副院长和若干名副院长组成，管理团队由董事会聘任，院长和副院长由香港大学推荐任职人选，常务副院长由深圳方推荐。医院监事会由深圳市政府和香港大学派出的代表以及医院职工代表大会派出的代表共同组成，成员 11 名，监事会主席由深圳市政府从监事中委任。其中：深圳市卫生计生委、公立医院管理中心各推荐 1 名；社会知名人士 3 名；香港大学委派的代表 2 名；医院职工代表大会选派代表 4 名。

（2）南方医科大学深圳医院

在医院建立医院管理委员会、医院管理团队、监事会组成的法人治理结构，实行医管会领导下的院长负责制。

医管会成员 7 名，由南方医科大学委派 2 名，深圳市医管中心委派 3 名以及医院院长和总会计师组成。医管会主任由南方医科大学代表担任。医管会按照医院章程运作，行使医院重大运营管理事项的决策权，包括审核医院管理团队成员和内设机构负责人任职人选、优化医院内部资源配置、审核医院发展改革计划、基本管理制度、年度预算和决算等。

医院管理团队由 1 名院长和最多不超过 5 名副院长组成。院长由南方医科大学提名，作为医院的法定代表人。其中至少 1 名副院长由深圳市医管中心提名，主要负责协助院长处理医院与政府相关部门的工作事务。其他副院长由南方医科大学提名。医院管理团队执行医管会决策，负责医院日常运营管理事务。

监事会成员 5 名，由深圳市医管中心委派 2 名，南方医科大学委派 1 名，医院职工代表 2 名组成；监事会主席由深圳市医管中心委派的人员担任。监事会负责监督医管会和医院管理团队的职务行为。

（3）中国医科院肿瘤医院深圳医院

医院设理事会、管理团队和监事会，实行理事会领导下的院长负责制。

其中，医院理事会成员 7 名，由中国医学科学院肿瘤医院委派 2 名，深圳市公立医院管理中心委派 3 名，以及医院院长和总会计师组成。理事会设理事长 1 名，由中国医科院肿瘤医院委派。理事会按照医院章程运作，行使重大运营管理事项的决策权，包括审核医院管理团队成员和内设机构负责人任职人选、优化医院内部资源配置、审核医院改革发展计划、基本管理制度、年度预算和决算等。

医院管理团队由 1 名院长、1 名总会计师和最多不超过 4 名副院长组成。院长由中国医科院肿瘤医院提名，作为医院的法定代表人。副院长协助院长分管相关领域工作，对院长负责；其中至少 1 名由深圳市医管中心提名；总会计师和其他副院长由中国医科院肿瘤医院提名。医院管理团队执行理事会的决策，负责医院日常运营管理事务。

监事会成员 5 名，由深圳市医管中心委派 2 名，中国医科院肿瘤医院委派 1 名，医院职工代表 2 名组成；主席由深圳市医管中心委派的人员担任。监事会负责监督理事会和医院管理团队的职务行为。

三　首次组织编制公立医院发展规划

（一）深圳市属公立医院发展历史进程中首次编制五年发展规划

为统筹谋划好深圳市公立医院未来五年的发展，构建定位清晰、分工有序、运行高效、质量可靠的市属公立医院服务体系，实现医疗技术水平、服务水平、管理水平跨越式发展，形成深圳市属公立医院核心竞争力，打造医疗高地，建设卫生强市，更好地满足市民医疗服务需求，2015 年 9 月，市医管中心组织市属医院，按照广东省委、省政府建设"广深医疗卫生高地"和深圳市第六次党代会提出"建立更高质量的医疗服务体系，让群众享有更高水平的医疗"的目标要求，根据《广东省委省政府关于建设卫生强省的决定》《深圳市人民政府关于深化医药卫生体制改革　建设卫生强市的实施意见》《深圳市国民经济和社会发展第十三个五年规划纲要》等文件，组织编写了《深圳市属公立医院"十三五"发展规划》（以下简称《规划》）。

（二）整体规划、专项规划与各医院子规划形成规划体系

市医管中心编制的《规划》是作为市医管中心系统发展的整体规划，其中还包括《深圳市属公立医院学科发展"十三五"规划》《深圳市属公立医院信息化发展"十三五"规划》《深圳市属公立医院人才"十三五"规划》《深圳市属公立医院文化发展"十三五"规划》4个专项规划和13家市属医院子规划，形成了"1+4+13"的规划体系。在各医院编制本医院规划前，市医管中心对各医院规划编制制定了指导意见。

一是指明规划发展方向。"十三五"期间，市属公立医院发展应从规模发展向内涵发展转变，重点谋划如何通过学科建设提高医疗水平、形成核心竞争力；如何通过质控体系建设提升医疗质量、树立深圳医疗质量标杆；如何通过信息化建设加强医院管理、提升医院运行绩效；如何通过优化医疗流程提高服务效率、改善就医体验。

二是明确了规划总体目标。市属公立医院实现"三个显著提升"：医疗服务质量和水平显著提升，包括市属医院品牌提升、医院重点优势学科建设、人才引进和培养、医疗质量控制体系建设等；市民看病就医满意度显著提升，包括医院诊疗环境、服务流程、医学人文关怀、医疗费用等；医院的运营管理绩效显著提升，包括现代医院管理制度建立、信息化管理手段、科学合理的绩效考核体系、医院文化建设等。

三是梳理了主要任务和重点项目。主要任务包括：优化医疗资源配置、提升医疗服务水平、提高医院运行绩效、优化医疗服务流程、加强医院文化建设；重点项目包括：重大基础建设、信息化建设、"三名工程"、医疗服务便民工程。

四是制定了规划指标体系。制定了医疗资源配置、医疗服务质量和效率、医疗费用、学科建设共4类31个指标：医疗资源配置类（5项），包括床位数、手术室数量、甲乙类设备台数、医生数、护士数；医疗服务质量和效率（11项），包括门急诊人次、出院人次、住院病人手术人次、平均住院日、病床使用率、门诊病人预约

诊疗率、专家门诊预约诊疗率、日间手术占比、实施临床路径管理的病种数、病人满意度、员工满意度；医疗费用类（4 项），包括门急诊次均费用、出院次均费用、药占比、卫生材料占比；学科建设（11 项），包括国家级重点学（专）科数量、省级重点学（专）科数量、省部级以上课题数、省部级以上科研奖项、发表 SCI 论文数量、发表统计源期刊论文数、高层次人才引进和培养数量、海外高层次人才数量、临床实用型人才数量、员工研究生以上学历比重、员工副高以上职称比重。

（三）强化了规划执行的刚性

《规划》是《深圳市国民经济和社会发展第十三个五年规划纲要》和《深圳市卫生与健康"十三五"规划》在公立医院领域的延伸和细化，是经深圳市医管中心理事会审定后以市医管中心名义发布的，是指导公立医院发展，制定重大政策，决定重大工程、大型设备配置以及安排政府投资和财政支出预算的依据。市医管中心负责建立科学有效的预测及监督制度，定期发布预测和监测报告。在规划中期，对规划执行情况进行评价，研究解决规划执行中的困难和问题，按照一定的审批程序，对本规划进行调整；在规划末期，总结本规划实施情况，为制定下期规划打好基础。

四　建立公立医院"出资人"制度深圳模式

深圳市医管中心逐步建立起分级决策、多元监管、自主运营、依法治理的现代医院"出资人"管理制度，形成了公立医院出资人制度的深圳模式，如图 4—1 所示。

分级决策指的是外部决策和内部决策的分级。外部决策，即医院改革发展重大问题决策。权利主体为市医管中心理事会，由市领导、政府相关部门和社会人士组成。权利内容包括医院的功能定位、发展规划、运营管理目标、投资计划、财政补助等。内部决策，即医院内部运营管理重大事项决策。权利主体在现有医院和新建医院上有所区别。现有医院的权利主体为党政联席会议、院长办公会议等；新建医院的权利主体为医院管理委员会，由出资人代表、运营方代表、医院院长等组成。权利内容均包括内部资源优化配置、内设机构领导的任免、改革发展计划、基本管理制度、年度预算和决算等。

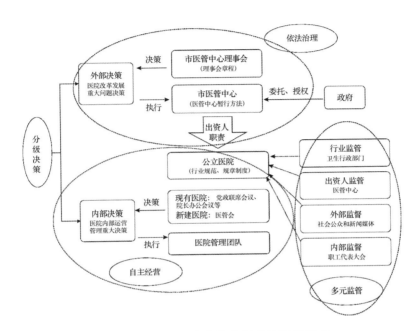

图4—1　公立医院出资人制度的深圳模式

　　自主经营包括两个方面的内容：一是转变政府职能和管理方式。由理事会负责市医管中心重大事项的决策权，行使政策标准及资源总规模范围内的统筹配置、监督管理等权限，由政府相关部门按照职责制定并落实公立医院发展规划、财政补助、人事编制、工资管理、社会保险、收费和医药价格等政策措施、标准规范，确定公立医院所需政府投入资源总规模；由市医管中心领导班子执行理事会的决议，并向理事会负责。各部门在理事会会前充分沟通协商，会议形成决议后，按分工予以落实。二是赋予医院管理团队充分的自主权。由院长和副院长组成的医院管理团队负责贯彻落实医管会决议，履行医院日常管理职责；制发了医院运行管理办法、领导班子聘任管理办法，赋予其在岗位设置、人员聘用、工资薪酬以及内部资源调配等方面充分的自主权。

多元监督包括出资人监管、行业监督和社会监督。出资人监督主要包括财务总监制度、综合目标管理考核制度和医院运行管理办法等，其中，监事会/财务总监制度是由医院"出资人"、运营方代表、职工代表共同参与的，负责监督医管会和医院管理团队的职务行为（所有权与经营权分离的新建医院）。综合目标管理考核制度指制定医院的运营管理目标，考核结果与医院管理团队的任职、薪酬待遇等挂钩。医院运行管理办法包括落实医院重大事项报告制度，医院资源优化配置方案、改革发展计划、年度预算和决算等报中心审核。行业监督指市医管中心及其所属机构依法接受卫生行政部门的行业监管。社会监督指医院执行信息公开制度，向社会公开年度工作报告、年度预算和决算报告、物资招标采购等信息，接受社会和职工监督。

依法治理包括：一是市医管中心按照法定机构模式运作。市政府制定《深圳市公立医院管理中心暂行办法》，作为市医管中心履职的"基本法"。《深圳市公立医院管理中心暂行办法》明确市医管中心的基本职能、管理体制、运行机制；界定其与政府相关部门及公立医院之间的关系。二是完善医院运营管理制度。制定了市属公立医院运行管理暂行办法，界定市医管中心与公立医院管理团队的权责。建立健全运营管理配套制度，包括医院领导班子聘任管理、人力资源管理、财务和资产管理、物资招采和业务管理等制度。三是公立医院按照章程运作。建立公立医院章程，明确其基本职能、组织体系、运行机制等；界定基本管理和服务规范，医疗行为规则等。

五　改革和完善公立医院绩效考核制度

对公立医院开展运营绩效考核，是政府维护公立医院公益性，落实对医院运营监管的重要抓手。市医管中心作为市属公立医院政府出资人代表，从2013年成立之初，即履行对公立医院的运营绩效考核职责。每年初，由市医管中心主任与市属医院院长签订综合目标考核责任书，责任书内容包括：市医管中心职责、医院领导班子职责、下达年度综合目标、目标落实情况考核细则和奖惩。

从 2016 年起，为进一步落实医院运营责任和行政管理责任，根据考核工作的需要，将医院综合管理目标分为运行绩效管理目标和行政绩效管理目标，并编制了绩效考核指标体系，强化考核结果运用。

（一）运行绩效管理评分指标

1. 质量与管理

一是运用 DRGs 的方法进行医院绩效考核，分析各医院年度总出院病例的 DRGs 组数、病例组合指数（CMI）、费用消耗指数和时间消耗指数，综合考察医院的工作负荷、诊治能力、工作难度、诊疗质量和工作效率。二是贯彻执行国家卫计委《医疗质量管理办法》，加强医疗质量的规范化管理，全面落实医疗核心制度，提升核心诊疗质量。三是加强院感控制工作，特别是做好重点科室的院感防控工作，提高医疗质量和医疗安全管理水平。四是实施临床路径管理制度，推行基本医疗服务标准化。实施临床路径电子信息化管理。全面开展国家卫计委最新颁布的各种临床路径，入径病例数占出院病例总数的 50%。五是合理用药。加强药事管理，落实《医疗机构药事管理规定》。严格执行《抗菌药物临床应用管理办法》《抗菌药物临床应用指导原则》等合理使用抗菌药物的相关制度。住院患者抗菌药物使用率控制在合理水平，开展处方点评及医嘱用药检查，采取有效措施，保证临床合理用药。逐步建立临床药师制度。六是加强护理质量管理，全面加强护理风险防控，持续提升护理质量。七是积极开展护理类及非护理类品管圈活动，运用科学管理方法持续改进医疗质量。八是医院等级评审，按中心文件要求落实等级医院的评审工作。

2. 创新发展

一是加强人才引进和培养，提升每百名卫生技术人员引进（培养）高层次人才数量和每百名卫生技术人员赴外培训、进修人次。二是提高科教绩效，推动国家级高层次科研项目、国际/国家发明专利逐步增加，推动医院获得国家级药品临床试验基地或国家级医疗器械公共研发平台，提高每百名在岗医生及医技人员获得政府及各级中华医学会及中华中医学会颁发的科研奖励数、科研项目经费投入、SCI 影响因子数和中文核心期刊论文数、带教实习本科生数、研究生数。三是加强学科建设，进一步加强专职科研人员配备，积极参与省高水平医院与临床重点专科建设。四是深入推进医疗卫生"三名工程"实施，加强高层次医学团队管理，切实发挥引进团队实效。

3. 信息化建设

一是强化数据报送，落实上传数据的及时性、完整性和准确性。二是加强院内信息系统互联互通，建立患者唯一身份标识，实现门诊电子病历、住院电子病历以及体检信息的信息归集，建立并完善 CDR。三是大力推进智慧医院建设提升医疗服务质量，包括智能护理、智慧药房、远程医疗协作等。

4. 便民服务

一是落实改善医疗服务行动计划实施方案，不断深化便民服务内涵。持续落实门诊、住院便民服务中心各项便民服务措施，提升患者满意度。二是强化预约挂号服务。开展多种方式的预约挂号服务，引导市民分时段预约就诊，有效提高门诊预约病人的比例，门诊患者中通过预约方式就诊的比例达到70%。三是采取有效措施，减少纠纷发生率、投诉率和负面新闻。加强信访投诉管理，积极回应公众诉求。

5. 成本效益

一是加强"两费"控制，制定并落实管控措施，有效强化对医药费用增速较快的疾病诊疗科目和费用的监管，控制"两费"过快增长。二是重点强化药品、耗材使用管理，采取有效措施，降低药品收入占医疗收入的比例，控制卫生耗材占业务收入的比重。三是提高住院服务效率，加快病床周转率，缩短平均住院日。保障医疗质量与安全，病床使用率控制在合理范围。四是强化政府预算执行，按照序时进度依法依规合理支出，提升财政性资金使用效益。

6. 公众评价

主要包括改进服务环境，优化服务流程，改善服务态度，持续提高患者就医体验。

（二）行政绩效管理评分指标

1. 团队管理

一是贯彻落实公立医院改革任务，全面落实现代医院管理制度、高水平医院建设、品牌学科人才梯队建设、科教支出等中心重点工作任务，提高医院行政执行力和工作效率。二是落实全面预算和成本管理工作，全面预算落实到科室，成本分析落实到月度，财务管理工作机制进一步建立健全。三是落实直属医院重大事项请示报告制度，引导医院建立健全内部决策和制约机制；检查医院在干部人事管理、财务管理、重大会议和活动等相关事项的请示报告落实情况。四是加强文化建设的创新与提升，引导医院从物质、制度、行为、精神、廉洁五个维度建立现代化国际化创新型医院。五是加强行政管理，提高行政效能。重点加强行政职能部门及人员设置、信访、安全生产等的管理。六是提高直属医院对政府绩效考核目标任务工作的执行效率。重点是提升舆情应对能力、降低违纪违法案件发生率、落实审计相关规定、落实医院信息系统信息安全保护工作。七是提高以电子病历为核心的医院信息系统应用水平。各医院电子病历系统功能应用水平分级的目标值为达到 5 级以上。八是充分利用社会监督机制，不断提高医院管理和服务质量。引导医院加强宣传及舆论引导等工作，建立与媒体沟通的长效机制等。九是注重生态文明建设，减少每万元业务收入能耗支出，积极申报"治污保洁工程"并确保完成，开展节能改造工作，倡导建设"绿色医院"。十是加强审计管理，完善内部审计制度，强化审计问题整改。十一是完善党风廉政建设相关制度，加强和推进医院廉洁诚信建设，优化医院服务环境，加强医疗设备、耗材采购公示平台建设，营造良好的医疗行风和执业环境。十二是完善党群相关工作制度建设，加强党群工作队伍建设，积极开展和落实有关党性教育实践活动，按时保质完成党建工作各项任务。

2. 公共服务

一是严格按照要求完成政府指令性工作任务，包括公共卫生服务、突发公共事件应急处置、对口援助、重大活动医疗保障、公立医院改革等，贯彻落实公益性责任。二是积极组织开展各项对口帮扶活动，完成政府交办的对口援助新疆喀什、广西百色、广西河池、广东紫金等指令性任务。三是进一步完善医院信息公开制度，着力加强医院信息公开，保障社会公众和组织依法获取医院信息，提高医院工作的透明度，促进医院依法执业和诚信服务。

3. 员工评价

加强管理制度建设；合理设置工作岗位；科学制定绩效分配方案；稳妥处理员工内部矛盾；关心员工身心健康；为员工提供良好的工作条件和成长空间，提升员工评价满意度。

4. 中心评价

通过医院同行之间的交流会，加强和促进医院之间相互学习和管理服务水平的提高。

（三）管理绩效一票否决指标

因管理者失职或决策失误，造成医院发生重大的安全生产事故、医院感染事件、医疗责任事故、严重腐败案件、违反计划生育政策案件等，造成严重后果的，未按中心文件要求完成等级医院评审工作的实行一票否决。

（四）考核和结果运用

1. 运行绩效考核

考核结果分为 A、B、C、D、E 五个档次。A 级（综合得分 ≥ 90 分）、B 级（80 分 ≤ 综合得分 < 90 分）、C 级（70 分 ≤ 综合得分 < 80 分）、D 级（60 分 ≤ 综合得分 < 70 分）、E 级（综合得分 < 60 分）。

2. 综合目标管理考核

综合目标管理考核结果由运行绩效、管理绩效考核结果按 6 : 4 组成。考核结果分为 A、B、C、D、E 五个档次。A 级（综合得分 ≥ 90 分）、B 级（80 分 ≤ 综合得分 < 90 分）、C 级（70 分 ≤ 综合得分 < 80 分）、D 级（60 分 ≤ 综合得分 < 70 分）、E 级（综合得分 < 60 分）。

3. 考核结果运用

医院运行绩效考核结果与医院基本医疗补助挂钩，被评为 A、B、C、D、E 级的，医院基本医疗服务补助质量（满意度）系数分别按 105%、100%、95%、90%、80% 执行；医院综合目标管理考核结果与医院领导班子成员绩效分配水平、年度考核评优评先、职务聘任和奖惩等挂钩。

具体考核指标体系情况如附录一、附录二所示。

（五）考核工具

综合运用疾病诊断相关分组（Diagnosis Related Groups，DRGs）、相对价值比率评估工具（Resource-Based Relative Value Scale，RBRVS）、平衡计分卡（The Balanced Scorecard，BSC）、价值点数法等现代化绩效评价管理工具，客观评价不同公立医院的医疗服务质量，促进医院管理科学化、现代化、精细化。

DRGs 根据住院病人的出院病例，按照 ICD-10 的诊断码和操作码，参照出院时主要诊断、手术处置、年龄、性别、合并症或并发症、出院转归和住院时间等病情和诊治内容，采用聚类方法将临床特征、住院天数和医疗资源消耗近似的出院病人归类到同一诊断相关组，并规定各组的编码。基于这样的分组，卫生管理部门就可以在 DRGs 系统的帮助下对不同的医疗机构进行较为客观的医疗服务绩效评价，而医疗保险部门也可以根据此分组进行医保付费的管理，包括产能指标、医疗服务效率、安全质量指标三类一级指标。

RBRVS 主要是根据医生在提供医疗服务过程中所消耗的资源成本来客观测定其费用。使用范围包括医生、护理以及医技人员的绩效记录，不适宜后勤人员、行政部门的绩效考核，不受医院规模、特点影响。

BSC 认为，所有的指标应当与医院的战略目标和定位相关，指标中既要有结果指标，也要有前置指标，即指标之间要有因果关系、分解关系或其他关联关系。在基本确定各类指标的基础上，可以进一步确定顾客、内部管理、创新与学习、财务 4 个维度的权重。BSC 多与其他绩效评价工具和方法组合使用。

价值点数法指以基准年度的门诊、住院和手术利用成本核算方法核定的收支结余数比例来确定基准年度的门诊、住院和手术的奖金分配比例和具体奖金值。采用点数法核算每单位工作量的价值点数。以此价值点数为标准，来核算各科室基准年度以后时期的工作量奖金薪酬。基准年度以后，工作量奖金薪酬与收支结余脱钩，其计算公式为：目标年份工作量薪酬＝每工作量价值点数×目标年度工作量×点价格。

六　完善公立医院政府投入制度

2013年，深圳市政府出台了《关于完善政府卫生投入政策的实施方案》，建立"以事定费、购买服务、专项补助"的财政补助新机制，明确政府对公立医院投入范围，落实了包括基本建设，医疗设备，信息化建设，开办经费，开业初期运营补助，基本医疗服务补助，公共卫生服务经费，政府指令性任务，重点学科建设，人才培训，科研项目，以及政策性减收和政策性增支等各项政府投入。

（一）政府承担医院基础建设并对开办经费、运营初期经费进行补助

政府承担医院的基本建设、初期医疗设备购置、初期信息化建设资金；按照保障医院正常运营的基本配置标准，安排一次性开办经费；向医院提供开业初期的运营补助。其中开业前准备期，根据医院经核定的人力资源配置规模和实际新增人员数量，参照财政核拨事业单位工资福利水平，予以定额补助；运营初期的新增人员工资福利经费和水、电、物业管理费，从开业时点起三年内，按上述经费的70%、50%、30%逐年递减补助。

（二）"以事定费"方式核定基本医疗服务财政补助

2014年，市财政委、市卫计委、市医管中心联合印发《深圳市公立医疗机构基本医疗服务补助实施细则（暂行）》（深财社〔2014〕99号），采用"以事定费、购买服务"的方式，对市属公立医疗机构在政府医疗服务指导标准内提供的门诊及住院诊疗服务，按照工作量、服务质量及满意度等因素核定补助，积极促进了深圳市公立医院的发展。

近年，随着医改的深入，推进了分级诊疗、日间手术、深港合作办医、对外合作办医等重大医改项目的开展；同时，新建公立医院全面取消了编制，建立了以岗位管理为核心的人事制度，以及住房公积金、养老保险、职业年金的政策性变动，需要对基本医疗服

务补助标准进行补充和完善。

　　为强化政府在基本医疗卫生制度中的责任，坚持政府卫生投入的均衡性、可持续，建立补助标准动态调整机制，并根据经济社会发展水平和财力状况，逐步提高投入水平，坚持公立医疗机构的公益性，有效调动公立医院医务人员积极性，切实保障市民基本医疗服务需求。因此，基本医疗服务补助除了与工作量、工作质量挂钩之外，还需确定单位工作量补助标准的发展系数，发展系数每三年调整一次，具体将参照当期全市一般公共预算支出增幅，市本级一般公共预算支出增幅，以及市属医院基本医疗服务补助支出增幅。

　　（三）政府"购买服务"

　　政府通过购买服务的方式对公立医院提供的公共卫生服务、特殊专科专病诊治、政府下达的指令性任务给予补助。

　　（四）政府专项补助

　　政府通过"专项补助"的方式，对公立医院重点学科、实验室建设、科研项目、住院医师和全科医师规范化培训、医疗卫生人才研修、举办高水平医学专业学术会议，以及政策性减收和政策性增支等进行专项补助。

　　（五）政府帮助分摊非医方责任医疗欠费

　　非医方责任医疗欠费，由政府财政部门与医院按照 6：4 的比例分担。

七　改革公立医院药品价格制度

　　从 2012 年 7 月 1 日起，在全市所有公立医院（包括社会医疗保险定点医疗机构）取消了所有药品（含中药饮片）的加成费用。同时相应提高公立医院门诊和住院诊查费，即在原来诊查费收费标准上，将全市公立医院门诊诊查费每人次平均提高 12 元（三级医院 14 元，二级和一级医院 11 元），住院诊查费每住院床日平均提高 37 元（三级医院 43 元，二级 33 元，一级 24 元）。其中，对深圳市医保参保人诊查费提高部分，由医保统筹基金偿付，非医保患者则自费全额支付。取消药品加成后，将公立医院补偿渠道由医疗服务收入、药品加成收入和政府补助三个渠道改为医疗服务收入和政府补助两个渠道；通过调整部分体现医务人员技术劳务价值的项目收费标准、加大政府对卫生事业的投入，保障公立医院正常运行和可持续发展。

八　改革公立医院医疗服务价格制度

为加快建立"维护公益性、调动积极性、保障可持续"的公立医院运行新机制，推进分级诊疗制度建设，促进基本医疗卫生服务公平可及、群众受惠，市发展改革委、卫生计生部门制定了《深圳市公立医院医疗服务价格结构性调整方案》。深圳市正在按照"总量控制、结构调整、有升有降、逐步到位"的原则推进医疗服务价格调整。基本思路是根据医疗服务项目的实际成本、医保支付能力、群众就医负担以及深圳经济社会发展水平等因素，降低公立医院药品费用和大型医用设备检查、检验价格，提高诊查、手术、护理、治疗类项目价格，并建立医疗价格动态调整机制，形成体现医务人员技术劳务价值的医疗价格体系。

（一）总量控制，逐步到位

以医疗服务价格成本核算和比价关系研究为基础，科学测算手术、护理等不同医疗服务项目之间的比价关系，保持调增总量与调减总量基本平衡，于1—2年内，分批对医疗服务项目价格进行结构性调整。

（二）三医联动，协同推进

按照"腾空间、调结构、保衔接"的步骤逐步理顺医疗服务价格，通过推进药品集中采购、医保控费、规范诊疗行为等降低药品、器械、耗材等费用，严格控制不合理检查检验费用，为调整医疗服务价格腾出空间。

（三）科学测算，合理定价

建立以成本和收入结构变化为基础的医疗服务价格动态调整机制，逐步降低大型设备检查价格，提高手术、护理等体现医务人员技术劳务价值的医疗服务价格，逐步建立分类管理、动态调整、多方参与的价格形成机制。

（四）突出重点，分级收费

先行调整 4 级手术类、社区卫生服务类医疗服务项目，引导医院和基层医疗机构落实各自功能定位，促进三级医院逐步向基层医疗机构分流普通门诊服务，加强急危重症诊疗服务；进一步拉开各级医疗机构的诊查费、护理费收费标准，引导患者合理分流，促进分级诊疗。以医疗服务项目的实际成本、医保支付能力、群众就医负担以及深圳经济社会发展水平等因素为依据；以提高诊疗、手术、护理、床位和中医服务等项目价格，降低大型医用设备检查、治疗价格，规范医用耗材加成管理制度，建立医疗价格动态调整机制，建立体现医务人员技术劳务价值的医疗价格体系为举措，积极承接国家发改委医疗服务价格形成机制改革试点工作，配合市发改委、卫生计生委、人力资源和社会保障局等部门推进医疗服务价格调整工作。

（五）分两个阶段实施深圳医疗服务价格调整

从 2017 年 1 月 1 日起组织市属医院实施了第一阶段改革：调整了 833 个医疗服务收费项目，包括取消挂号费等 7 个项目，降低 252 项大型设备检查项目收费、提高 357 项手术和 217 项治疗类项目收费。

第一阶段的医疗服务价格结构性调整方案为完成降低大型设备检查治疗费、取消挂号费和病历工本费，适度提高 4 级手术和部分综合治疗类医疗服务价格，对部分治疗类项目进行"小打包"，分类调整基层医疗机构的一般诊查费。第一阶段调整金额控制在 2.35 亿元以内，调整项目为 811 项，其中调低 235 项，取消 2 项，调高 574 项。例如：降低 X 线计算机体层（CT）扫描、磁共振扫描（MRI）检查 235 项大型医用设备检查治疗项目价格，降价幅度约 20%。提高 217 项综合治疗类医疗服务项目价格，提价幅度为 25%。

从 2017 年 12 月 20 日起实施第二阶段改革：提高 7 项诊查类、3 项护理类、517 项手术类、234 项中医类项目价格。改革实施一年来，医疗收入结构调整初见成效，技术劳务类医疗收入（诊查、护理、治疗、手术等）占医疗收入比重从 2016 年的 26.7% 提高到

2017 年的 28.7%。

第二阶段的医疗服务价格结构性调整方案为以药品供应保障制度改革取得阶段性成果为前提，公立医院药品供应综合成本降低30% 以上，同比降低的公立医院药品收入，50% 直接让利给群众，50% 用于调整医疗服务项目价格。分步调整医疗服务价格，逐步理顺不同级别医疗机构间和医疗服务项目的比价关系，加强医疗服务价格、医保支付、医疗控费、分级诊疗等政策的统筹衔接，确保医疗机构发展可持续、医保基金可承受、总体上不增加群众负担。第二阶段调整的总金额控制在 10 亿元内，重点调整诊查费、护理费和手术费，同时进一步拉开各级医院诊查费、护理费的差距，使医院收入结构更加优化，医务人员劳务价值得到较充分体现。

九　改革公立医院运营初期补助制度

2017 年 2 月 6 日，深圳市医管中心与市财政委、卫生计生委联合印发了《深圳市属公立医疗卫生机构运营补助实施细则》，其中第 2 条指出，新建（或重建）、扩建的市属公立医疗机构（以下简称新机构），因开业前准备期无业务收入或开业运营初期业务收入不足，短期内难以实现收支平衡，财政为保障新机构顺利开办运营，对其人员经费、基本运营经费，以及筹备工作经费予以补助。坚持"建设靠政府，运营靠服务原则"，新机构应发挥主动性，充分利用运营补助周期，加强内控建设，高效筹备开业前后各项工作，尽快开展正常运营，提供优质高效的医疗服务。规范了新改扩建医院开业筹备期和运营初期运营补助，有力保障了医院各项开业筹备工作，避免出现开业初期因业务量不足带来的收支不平衡问题。新建（或重建）机构开业前准备期原则上不超过三年，扩建机构开业前准备期原则上不超过两年。如有特殊情况，经市卫生计生委或市公立医院管理中心审批同意，可延长准备期。新机构开业后运营初期为三年。

开业前准备期，在编制或员额总控规模内，财政以在编（在额）实有人员数量，按标准基数 100% 比例补助新机构人员经费。新建（或重建）机构在开业后运营初期（36 个月），按编制或员额总控规模内每名新增人员实际入职时间，分三期申报人员经费补助，每期（12个月）补助水平按标准基数的70%、50%、30%比例递减。扩建机构在开业后运营初期（36个月），按编制或员额总控规模内分三期申报人员经费补助，每期（12个月）补助规模分别按扩建机构当期实有人员数量和标准基数乘积的70%、50%、30%比例计算。开业前准备期基本运营经费，财政按定额标准和新机构实际需求，对新机构的水、电、煤气（油）和物业管理费用予以全额补助。由物业公司负责开业前一次性清场工作的，清场费用可单列纳入物业费补助。开业后运营初期基本运营经费，财政以定额标准测算的年度经费支出为基数分三期给予36个月补助，每期（12个月）补助规模按当期基数70%、50%、30%的比例递减。

十 改革公立医院收付费制度

为破解单纯按诊疗项目计费容易诱导医疗需求、形成过度医疗的弊端，深圳市初步建立了一套能够较为有效地促进医疗机构保障医疗质量、自觉控制医疗成本的医疗收费和医保付费机制。

（一）完善医保支付制度

建立"总量控制、年初预付、按月支付、年终总算、结余有奖"的医保支付方式。

一是门诊付费，采用按人头付费为主、按单元付费和按项目付费为辅的方式。社保部门按照每家社区卫生服务机构绑定的（必须是社区首诊的参保人总数），按每人每月10.43元的标准（本市上年度在岗职工月平均工资的0.2%）向其核拨这些参保人的门诊包干费用；超支部分由社区卫生服务机构自付，以促进其自觉控制服务成本。二是住院付费，采用按单元付费为主，按病种付费和按项目付费为辅的复合式付费方式。按单元付费是指，社保部门根据每家医院的服务成本，测算出住院次均医保费用作为偿付标准，按照每年的住院总量核算支付总额；按病种付费是指，对于住院次均医保费用在普通住院次均医保费用标准2倍以上，且病例数达到30例以上的病种，另外核定这一病种的单病种偿付标准。实际诊疗费用超过偿付标准的，按标准支付；未超标准的，按实际费用支付；通过这种付费方式，既提高了部分病种的偿付标准，也避免了医保费用的超支。按项目付费：对于次均医保费用超过普通住院次均医保费用标准 3 倍以上且病例数不足 30 例的，其超出部分按项目 100%偿付；鼓励医院积极开展重症救治，减少推诿重病患者和分解住院等问题。

（二）改革医疗收费制度

一是在试点门诊打包收费。自 2012 年 7 月 1 日起在香港大学深圳医院试行门诊打包收费，其中全科门诊 200 元/人次，专科门诊 100 元/人次，全科门诊打包项目包含挂号费、诊查费、一般检验费、非严重伤口处理费、最多 7 天药费，收费标准为 130 元/人次。2014 年 7 月 1 日起，全科门诊打包收费标准由 130 元/人次提高到 200 元/人次，并增加了包内检查项目和药品种类。

二是住院诊疗服务打包收费：自 2013 年 4 月 1 日起执行在香港大学深圳医院住院诊疗服务诊查费、护理费、注射费、吸氧费、换药费、雾化费六大类医疗服务项目打包收费，收费标准为每人每天 180 元。自 2015 年 4 月 1 日起，调整打包收费范围，将护理费中的"重症监护""气管切开护理"，注射费中的"静脉切开置管术""中心静脉穿刺置管术""动脉穿刺置管术"等特殊护理和操作项目剔除出打包范围，增加"空调降温费"和"取暖费"进入打包范围。

三是按病种收费。自 2015 年 12 月 30 日起，在香港大学深圳医院实行"甲状腺全切术"等 10 个手术病例打包收费，即依据国家临床诊疗路径规范，采用 ICD9 手术分类编码和 ICD10 病种分类编码，以患者从入院到出院整个诊疗过程中所发生的各项医疗费用的总和为计价单位向患者收取费用的方式。通过设定病种打包收费标准，实行包干付费，在支付费用固定的情况下，各医疗服务项目转变成医院"成本"，使医院、医生自觉控制这些成本，合理诊疗，达到控制医疗成本和患者医疗费用的目标。2017 年，香港大学深圳医院住院次均费用 11075.8 元，较上年度上涨 4.5%，医疗费用增幅控制在较低水平；次均费用低于市属医院平均水平（12978.0 元），也低于市属综合医院平均水平（14637.7 元）。

四是推进按疾病诊断相关分组（DRGs）收付费制度改革。第一，配合国家卫计委、卫生发展研究中心前期调研工作。配合国家专家组专家对市属医院病案质量、质控、信息化建设等开展调研，了解开展按疾病诊断相关分组付费试点可行性。第二，五家市属医院作为首批开展DRGs付费制度改革试点单位。6月2日国家卫计委在深圳召开按疾病诊断相关分组（DRGs）收付费改革试点启动会，深圳和新疆的克拉玛依、福建的三明被确认为三个试点城市。根据前期调研情况，确定市人民医院、市第二人民医院、北大深圳医院、市中医院、市妇幼保健院5家市属医院作为首批试点单位。第三，积极开展付费制度改革各项基础性工作。国家卫计委专家组3次来深开展专题培训和交流，各试点医院病案、信息、财务、医务、物价医保、质控等相关科室人员参加了专项培训。目前，在国家专家组的指导下，各试点医院正在开展医院诊断库与《中国临床疾病诊断规范术语集》对照工作，在此基础上构建深圳市疾病诊断名称库。正在做好规范医院病案书写、医院信息系统改造、与市C-DRG平台对接等各项工作。

（三）落实全市控制公立医院医疗费用不合理增长实施方案

全面加强医院成本管理工作。为规范市属公立医院成本管理，加强医院成本核算，提高成本效率与管理工作水平，制定并印发了《深圳市属公立医院系统成本管理暂行办法》。内容包括成本核算、成本分析、成本预测、成本控制、成本评价等管理活动。各单位都已按要求成立成本管理工作领导小组，对医院的成本核算、预测、分析、控制等相关工作进行论证、研讨和审议。

第二节　深圳现代公立医院内部管理制度改革

一　建立公立医院新型人事制度和薪酬制度

（一）推动公立医院人事制度综合配套改革试点

在推进市属公立医院人事制度综合配套改革方面，深圳市公立医院管理中心与深圳市人社局于 2013 年 7 月签订《公立医院人事制度综合配套改革试点工作框架协议》,将深圳市眼科医院及新建公立医院纳入人事制度综合配套改革试点。框架协议主要内容包括:

(1)采取以事定费的方法,对新建医院实行工资总额管理,转变人力资源配置方式。探索实施以事定费、以费养事、以事定岗和按岗聘用的资源配置方式;确立以工作量为核心作为医院各类人力资源的配置标准,并作为核定医院岗位总量的基本依据。根据医院实际业务量和绩效考评结果,完善工资总额管理制度。

(2)建立具有公立医院特点的岗位分类分级管理,打破身份界限,形成良性竞争机制。改革目前事业单位岗位设置办法,实行全员聘用,单位根据工作需要自主设置工作岗位。医院按照公开平等、竞争择优等原则,制定单位的聘用、聘任等管理制度。实行评聘结合,根据岗位实际需要合理设置聘用条件,淡化职称与专业技术岗位的直接对应。通过公平竞争聘用至工作岗位,并享受相应的待遇。

(3)改革工资分配制度,赋予用人单位分配自主权,发挥激励导向作用。在工资总额控制内通过相应的民主程序和规则自主决定内部分配,自主探索建立以岗位职责为主、与绩效考核挂钩的工资分配办法。医院工作人员纳入统一的工资分配体系,实现按岗取酬,同岗同酬。

(4)实行科学管理,完善绩效考核制度,强化监督机制。结合以事定费、岗位管理和收入分配制度改革,建立对医院、领导班子和一般工作人员绩效考评制度,积极探索运用现代技术和评价手段,增强考评科学性,完善绩效管理制度。将绩效考评结果运用于单位的工资总额核定及工作人员的工资分配等管理环节。探索建立监督和问责机制。

(5)改革社会保障制度。医院工作人员统一实行基本养老保险与职业年金相结合的养老保险制度。

除了框架协议内容外,深圳市公立医院管理中心拟结合医院管理规模、综合医院和专科医院的特点,探索院长职级制和年薪制改革，即改革目前医院领导工资分配制度，实行医院班子成员工资总额和分配制度单列；另由深圳市公立医院管理中心通过对医院每年的综合目标考核，核定医院领导班子成员实际应发工资比例（如医院当年考核为 A 级的，院领导按医院人均 3 倍标准发放，B 级则按 2.5 倍标准发放等）。

（二）进行深圳公立医院人事制度综合配套改革工作

2014 年上半年，深圳市公立医院管理中心会同深圳市人力资源保障局拟定了人事制度综合配套改革相关指导意见，如《深圳公立医院人事制度综合配套改革工作指导意见》主要内容包括：

（1）岗位管理：自行建立岗位管理制度。各公立医院自行建立岗位管理制度，对岗位体系进行制度化规范，明确各类岗位职责和要求，明确岗位聘用及晋升的基本规则、不同类别岗位交流规则等。

（2）薪酬政策：医院实行工资总额管理。财政部门会同医院主管部门根据医院提供的公共服务数量和质量建立费用核拨机制，医院主管部门综合财政补助和医院运营收入，根据医院提供的服务情况核定工作人员年度工资总额。

（3）养老保障：医院原常设岗位工作人员养老保障方式和福利制度不变。新聘人员统一实行基本养老保险和职业年金制度，除法定事项外，由医院自行建立福利制度。医院原常设岗位工作人员根据原岗位体系和聘用情况核算档案工资，按照事业单位工资管理规定办理年度晋升等事宜。档案工资与实际岗位工资、绩效工资无关，作为办理转移工资关系或在国家机关事业单位养老制度改革之前执行原退休制度的工作人员核算退休费的依据。公立医院现有退休人员及目前常设岗位人员退休后纳入财政统一管理，退休待遇按财政核拨事业单位标准执行。

（4）交流政策：医院原常设岗位工作人员适用事业单位现有交流规定；符合医院岗位管理规定的，新聘人员可在医院间直接交流。

（5）信息化保障：医院人事管理纳入统一信息平台，统一管理人员进出、岗位变动、工资发放及社保、年金、公积金缴存等相关业务。医院取消社保企业账户。

（三）制定市属公立医院工作人员工资总额核定办法

以"工资总额"为例，探索制定覆盖全员的市属公立医院工资总额管理制度。经多次研究、测算和反复讨论，深圳市公立医院管理中心目前已重新制定《市属公立医院工作人员工资总额核定办法》。

（1）结构：工资总额是指市属公立医院在一个会计年度内应支付给在岗工作人员的工资性收入，包括月工资（含岗位工资和绩效工资）、过节费、年终考核奖等，均纳入工资总额管理。

（2）核定原则及方法：主要是在原有的公立医院工资总额管理制度和核定办法的基础上，按照分类推进事业单位改革的总体要求，结合深圳市公立医院人事制度综合配套改革的相关文件精神进行调整。以强化公益性、调动积极性、保障可持续为导向，按照分类推进事业单位改革的总体要求，坚持以事定费、以质定效的原则，进一步建立健全以绩效为基础、以考核为依据的分配激励约束机制，建立符合深圳市属公立医院特点的科学合理、激励有效、规范有序的工资总额管理办法。逐步建立按岗取酬、同岗同绩同酬的全员岗位绩效工资制度，促进市属公立医院全面、持续发展。该办法根据原卫生部《综合医院组织编制原则试行草案》（1978 年卫医字第 1689 号）的有关标准测算出市属公立医院的标准工作负荷，结合实际完成工作量和调整系数，从而测算出标准配备职工人数。再根据深纪发〔2009〕33 号和深人社发〔2009〕23 号关于财政核拨补助事业单位的工资总额构成和市属公立医院上年末在编人员数，测算出市属公立医院上年度人均工资总额。结合标准配备职工人数，核定出工资总额基础值。在此基础上，考虑各医院具体情况确定调整系数，并根据上年度市属公立医院综合目标管理责任制考核结果核定工作质量系数，最终得出工资总额。即：工资总额 = 工资总额基础值 × 工作质量系数；工资总额基础值 = 标准职工人数 × 人均工资总额。

（四）对深圳市新成立事业单位进行人事制度综合配套改革试点

深圳市新成立事业单位，如新市属医院指在去行政化、去编制化背景下建立、运营的新医院，包括香港大学深圳医院、南方医科大学深圳医院、中国医学科学院肿瘤医院深圳医院以及未来由深圳市公立医院管理中心代表政府负责举办和监管的市属医院。对新成立的市属公立医院遵循《深圳市新成立事业单位人事制度综合配套改革试点工作指导意见》，其主要内容包括：

（1）薪酬政策：单位自主制定统一的薪酬分配方案，按岗定酬、岗变薪变、同岗同酬。

（2）养老保障：新单位工作人员执行养老保障制度，缴交基本养老保险，同时可按规定参加职业年金。单位可根据自身情况，自主建立福利制度。

（3）交流政策：新单位工作人员符合岗位条件的，可在开展人事制度综合配套改革试点工作的单位之间流动。深圳市原事业单位常设岗位工作人员交流至新单位的，执行新单位工资福利和管理制度，如需再次交流至其他未改革试点事业单位的，可允许其按原常设岗位等级进行交流。

（4）信息化保障：单位工作人员纳入新的人事管理信息平台，统一管理人员进出、工资发放及社保、职业年金、公积金缴存等相关业务。

（五）实行院长聘任制

为进一步规范深圳市市属公立医院领导班子成员聘任管理工作，促进深圳市公立医院的可持续发展，根据《党政领导干部选拔任用工作条例》（中发〔2002〕7号）、《深圳市事业单位岗位管理试行办法》（深人社规〔2012〕11号）等有关法律法规和深圳市公立医院管理体制改革有关规定，深圳市医管中心于2013年7月印发了《深圳市市属公立医院领导班子成员聘任管理暂行办法》，明确了深圳市医管中心直属公立医院所有院领导班子成员实行聘任制，同时规定了院长聘任资格、聘任程序、任职交流、考核监督等事项。每年深圳市医管中心与院长签订《深圳市直属公立医院综合目标管理责任书》并开展综合目标管理责任制考核，明确了医院的运行绩效目标和管理绩效目标，其中管理绩效目标包括一票否决指标和评分指标。考核结果与医院财政补助、院领导班子成员薪酬、年度考核结果、职务聘任和奖惩等挂钩。

二 建立现代财务制度和医疗人才评价体系

（一）实行总会计师制度

为深入推进深圳公立医院试点改革工作，建立健全医院内部运行机制，加强财务监管和运行监督，提高医院财务会计工作制度化、规范化和专业化水平，根据国家卫生计生委、财政部、国家中医药管理局联合制发的《关于加快推进三级公立医院建立总会计师制度的意见》（国卫财务发〔2017〕31号）等有关规定，市卫计委出台了《关于加强政府办医疗卫生和计生单位财务管理工作的意见》（深卫计发〔2015〕45号）和《深圳市公立医院总会计师和财务总监管理办法》（深卫计发〔2015〕48号），对公立医院财务预算管理、总会计师设立等提出了具体要求。

一是在政府举办的公立医院建立实施总会计师（财务总监）制度，按照要求在三甲医院和病床300张以上的医院必须设置总会计师，选拔高素质优秀人才担任总会计师或财务总监委派到所属单位，明确和落实总会计师（财务总监）的定位、待遇、职责和绩效目标。二是进一步加强财会队伍建设，健全财务工作岗位，按照要求配备财务人员，严格执行财务人员准入制度，单位所有在岗在职财务人员必须持有会计从业资格证书，并注重财务后备人才的培养，加强财务人员的后续教育和培训，努力提升财务队伍综合素质。深圳市已在市人民医院等13家市属三级公立医院设置了总会计师岗位。三是完善总会计师配套管理制度。出台《市属医院总会计师管理暂行办法》和《市属医院总会计师绩效考核办法》，依据总会计师年度考核工作，试点了总会计师年薪，为开展院长年薪制奠定了基础。

总会计师绩效考核评分体系如附录三所示。

（二）建立分类分级医疗人才评价体系

在医疗人才评价体系方面，着重于建立分类分级人才评价体系：临床系列即临床医师专业技术等级评价制度；护理系列即护理时数研究；管理系列即结合管理团队职业化建设推进。在此基础上，深圳市公立医院管理中心制定了市属医院岗位管理指导意见；鼓励各医院积极引入或借鉴华西医院等单位成熟岗位管理模式开展试点。推动医院管理团队职业化建设，实施了推动医院管理团队及其后备人才系列培训项目。

以临床医生技术等级评价制度为例，实施路径如下：设计思路参考美国医师行政学院 Greeley 框架、美国 JCI 医生能力评价框架等国际主流医生能力评价框架和方法；采用美国医保管理中心基于资源的相对价值系数（RBRVS 系数）衡量临床医生技术水平。RBRVS 系数翻译与本土化，委托市医学会，组织各学科专业翻译 2013 年版 RBRVS 系数，并与国内的手术和操作目录对接，确定每一种手术和操作的难度系数。市医学会组织各专业委员会，对本专业的手术和操作按照难度从低到高划分为 1—9 级。中心制定临床医生技术水平评价指导框架，包括：临床医生分层、分级标准、评分计算办法和计分公式等。并不断修正完善评价体系，选择试点医院全院推广。基本框架：临床医生技术等级总分 = 临床技术水平得分 + 加分项目 − 扣分项目。临床技术水平考察内容为医生完成操作的数量、难度和质量（100%）。加分项目为：科研能力，得分不超过临床技术水平评分的 10%；教学能力，得分不超过临床技术水平评分的 5%；专业影响力，得分不超过临床技术水平评分的 10%；学习能力，得分不超过临床技术水平评分的 5%。扣分项目包括出现有效投诉、医疗行为失范、出现医疗赔付、继续教育不合格。分层分级划分标准：临床医生技术等级划分为 4 层，9 级。基本层（1—3级），1—2 级相当于低年资住院医师；3 级相当于高年资住院医师。中级/骨干层（4—6 级），4 级相当于主治医师，可以独立完成一般手术；5 级相当于低年资副主任医师；6 级相当于高年资副主任医师。高级/核心层（7—8 级），7 级相当于低年资主任医师；8 级相当于高年资主任医师。最高层（9 级）应同时满足三个条件：（1）总得分高于本级医生门槛分数；（2）主刀完成本级及以上难度系数的手术数量 ≥100 台；（3）学术声誉：担任省级医学会本专业学会副主委及以上或国家级本专业学会委员及以上或 5 年内发表 SCI 文章超过 3 篇，或 5 年内国内核心期刊发表文章超过 10 篇。

三　实施品牌学科建设战略

虽然"十二五"期间深圳公立医院国家级、省级重点专科数量有了较大的提高，但深圳的医疗水平特别是疑难重症的救治能力，医学体系、学科团队建设水平以及医教研协同发展能力与北京、上海、广州等区域医疗中心相比还有较大差距。缺少在省内、国内品牌突出的医院和专科，国内、省内知名专家偏少，缺少高等医学院校和医学科研机构的支撑，尚未形成医学学科人才梯队培养体系，医疗技术和服务水平与市民健康需求、支付能力以及深圳经济发展水平和国际化现代化城市定位还有一定距离。2015 年 12 月，省委、省政府做出了建设卫生强省和构建医疗卫生高地的战略部署。在省政府印发的《广东省构建医疗卫生高地行动计划（2016—2018年）》（粤府函〔2015〕363 号）中明确提出了到 2018 年争取建设100 个高水平临床重点专科的工作目标，这为市属医院学科发展提供了重要的战略机遇。作为全市优质医疗资源的集中地，市属医院肩负着代表深圳市冲击 100 个高水平临床重点专科的重任。

在上述背景下，市医管中心 2015 年提出了"品牌学科"建设战略，充分发挥自身资源统筹优势和精细化管理能力，集中力量重点建设和发展，努力在人才、技术、科教、规模、服务、社会效益等方面于全省乃至全国打造享有较高知名度，体现深圳医疗技术水平和品牌特色的一系列学科群。

（一）开展品牌学科遴选

为加快实施"品牌学科"建设战略，由各综合性医院提出7—10 个品牌学科备选科室，专科医院提出 4—5 个品牌学科备选科室，经市医管中心初步评估，形成了由 14 家医院 172 个学科组成的"市医管中心品牌学科建设单位备选名单"。

再由市医管中心从学科建设迫切性和学科发展基础水平两大维度入手，对各单位申报的学科进行定量打分排序，确定了 66 个创建学科名单。主要遴选原则如下：

1. 学科建设的迫切性

考虑学科建设的迫切性，主要评价因素为：近 3 年住院疾病顺位排序、近 3 年疾病死亡率顺位排列、转市外治疗病种顺位排序、《深圳市人民政府关于深化医药卫生体制改革　建设卫生强市的实施意见》（深府〔2016〕14 号）支持建设的学科等（具体赋分原则见表 4—1）。

表 4—1　　　　　　　　　学科建设的迫切性赋分原则

指标维度	分值	赋分办法
住院疾病顺位	20	按深圳市近 3 年住院疾病顺位排列，排第一位 20 分，此后按排序依次递减 1 分
疾病死亡率	20	按深圳市近 3 年疾病死亡率顺位排列，排第一位 20 分，此后按排序依次递减 1 分
转市外治疗病种	5	按转市外治疗病种顺位排列，排第一位 20 分，此后按排序依次递减 1 分
卫生强市文件支持	5	属于《深圳市人民政府关于深化医药卫生体制改革建设卫生强市的实施意见》（深府〔2016〕14 号）中支持发展的专科则赋 5 分，不属于则不得分

2. 学科发展基础水平

考虑各单位选择承担品牌学科发展的单位，主要评价因素为：是否国家重点学科、是否医管中心领先学科、是否广东省重点学科、是否"三名工程"签约科室、是否市重点学科（具体赋分原则见表 4—2）。

表 4—2　　　　　　　　　学科发展基础的赋分原则

指标维度	分值	赋分办法
国家重点学科	15	属于国家重点学科则赋 15 分
医管中心领先学科	10	属于医管中心领先学科则赋 10 分
省重点学科	10	属于省重点学科则赋 10 分
"三名工程"签约科室	10	属于"三名工程"签约科室则赋 10 分
市重点学科	5	属于市重点学科则赋 5 分

3. 统筹学科布局

中心结合学科布局、医院发展特点、承接领先学科等方面统筹形成初步"品牌学科"布局，使得医院实现错位发展，避免低水平重复建设，最终提升医院的整体技术能力，形成"院有品牌、科有特色、人有专长"的良好发展局面。

（二）出台品牌学科管理办法

出台了《深圳市公立医院管理中心医学品牌学科管理办法》，对"品牌学科"建设的组织管理、申报与评审、建设管理、经费管理、考核与监督等进行规范。出台了《深圳市公立医院管理中心医学品牌学科考核方案》，对"品牌学科"的考核周期、考核内容、考核形式、考核结果应用等进行明确。出台了《深圳市公立医院管理中心医学品牌学科带头人遴选与考核方案》，对学科带头人的遴选和考核进行规范。

四　落实优质资源下沉、双向转诊和推动分级诊疗制度建设

（一）落实优质资源下沉、双向转诊

市医管中心为改善医院服务，在市属医院设立门诊、住院便民服务中心，统一标识，统一服务内容，为患者提供诊前、诊中、诊后及住院便民服务，深受群众欢迎。市医管中心安排市属医院门诊、住院便民服务中心具体负责协调对社康中心上转的病人实行优先挂号、优先接诊、优先检查、优先住院。市医管中心统筹直属医院，联合市区各级各类医疗机构成立心血管急症救治、眼外伤、康复科、脑卒中、心内科、神经内科、精神卫生和心理咨询、儿科、感染性疾病、肝癌精准治疗、孕产妇急危重症救治、早产儿与新生儿眼病筛查、肿瘤等26个专科联盟。联合打造了国内第一个心脑联合救治的溶栓地图。通过专科联盟实现分级诊疗，使优质医疗资源有序有效下沉，合理分流诊治不同层次的患者实现急慢分治、上下联动机制。在此基础上，各医院结合工作实际开展了形式多样的工作，促进优质资源下沉和双向转诊。

具体工作包括：建立市区一体化医联体，成立大鹏新区医疗健康集团，市人民医院建立医联体、专科联盟推进双向转诊，市第二

人民医院建立康复快线 APP 促进双向转诊，北京大学深圳医院已建立完善的双向转诊信息系统，市中医院依托社康中心落实分级诊疗，市儿童医院建立深圳市儿科医疗联盟，市第三人民医院建立广东省结核病联盟和深圳市结核病联盟，市妇幼保健院推进区域性医学中心的建设，市康宁医院推进医联体建设，市孙逸仙心血管医院推进现代医疗服务体系建设，市眼科医院拓展专科医疗联盟，成立"龙岗区肿瘤防治医联体"等。

（二）推动分级诊疗制度建设

深圳市分级诊疗制度构建工作运用了行政管理、经济调节、配套医保改革等多种手段和方法，大致包括以下几个方面。

1. 健全"一大一小"两层医疗服务架构

一方面，大医院将专科号源优先配置给基层，方便基层预约转诊，并设置全科医学科，协调双向转诊工作，为基层上转的患者提供优先诊疗服务。另一方面，推进社区健康服务中心（社康中心）标准化建设，带给社区居民更多医疗保健服务，推行家庭医生责任制和团队协作制度，医生坐诊向契约式、主动式服务转变，经过对医疗服务架构体系的健全，截至 2015 年末，深圳市拥有各类卫生机构 3559 个，其中，医院 123 家，三级医院 25 个，社区健康服务中心 613 个。各类卫生机构拥有床位 33771 张，全科医生 3300 名，增加了医疗资源服务总量，优化了医疗布局结构。市医管中心安排市属医院门诊、住院便民服务中心具体负责协调对社康中心上转的病人实行优先接诊、优先检查、优先住院。通过专科联盟实现分级诊疗，使优质医疗资源有序有效下沉，合理分流诊治不同层次的患者，实现急慢分治、上下联动机制。

2. 完善"院办院管"的社康中心管理体制

通过分级诊疗、双向转诊实现"医院—社区"的一体化运作，发展政府资助、医院举办、院办院管的模式。运行上，举办医院负责为社康中心提供人员、技术和后勤保障服务；社康中心开展基本医疗、家庭医生、家庭病床、医养融合等服务。2017 年，市人民医院、市第二人民医院、市妇幼保健院、市第三人民医院、市眼科医院、市儿童医院、市中医院、北京大学深圳医院共 8 家市属医院按照采取定点联系帮扶指导的方式，选派相关专业副高以上的执业医师进驻社康中心，主要开展门诊诊疗服务、指导全科医生诊疗、组织病例讨论和专业讲座培训、健康教育及咨询等工作。

3. 提升基层医疗服务能力

2014 年以来，市政府投入 4.9 亿元，推动社康中心的基本设备标准化配置。从 2015 年 8 月起，市财政安排专项经费补助 8 家市属医院开展专家进社区工作，目前市属医院共安排 126 名专家到 63 家社康中心开展诊疗服务。推动检验检查和医学影像资源整合，采用远程诊疗和"基层检查 + 医院诊断"模式，提升社康中心的检查诊断水平。作为市医管中心分级诊疗试点单位之一，市中医院 2015 年 7 月 28 日派出第一批 20 名副主任以上医师进驻了 10 个社区，探索出"需求—响应""规定动作 + 自选动作"的模式，使"专家进社区"常态化、制度化。

4. 对医疗保险险种的配套改革

对于二、三档险种（858.7 万人），规定必须到社康中心首诊，门诊费用实行"定额、包干"政策。对于一档险种（350 多万人），自愿到社康中心首诊者，费用由个人账户支付 70%，统筹基金支付 30%，如直接到医院则全部由个人账户支付。

5. 对医疗收费物价的分级改革

三级医院收费按省级物价标准，二级医院收费在省级物价基础上减 5%，一级医院收费在省级物价基础上减 10%，社康中心收费在省级物价基础上减 20%。通过医疗物价的经济调节力量，促使一部分人优先考虑在社康和一级医院等基层医疗机构诊疗。

6. 促进财政补助制度改革

将医院和社康中心完成基本医疗服务的数量、质量和群众满意度的情况与其财政补助挂钩。将社康中心的基本医疗服务补助标准提高，将三级医院的普通门诊补助标准降低，相应提高急诊、住院、科研教学补助标准。

7. 推进家庭医生签约服务模式

印发实施了《深圳市全面推进家庭医生服务的实施方案》，推行家庭医生制度，对家庭医生服务进行专项补贴，规范家庭医生服务团队组建，完善签约管理机制，健全信息支撑平台等。

2015 年，全市 580 家社康中心开展了家庭医生服务，老年人、慢性病和精神病患者等重点人群签约率达到 63%。

五　健全公平透明药品招标采购制度

市属 13 家已开业公立医院参与公立医院药品集团采购改革工作，公立医院药品采购实施集团化采购的方式。2017 年 1 月 1 日至 11 月 30 日，深圳市 13 家市属公立医院药品采购总金额为 328334 万元，其中，广东省第三方药品电子交易平台采购金额为 217048 万元，占药品采购总金额的 66.1%；深圳市 GPO 平台采购金额 109056 万元，占药品采购总金额的 33.2%。

改革医用物资招采制度，建设物资招采阳光公示平台；试点医用耗材集团化采购，采购成本降低了 30%。2016 年，市属医院每门诊人次费用 351.4 元、每住院人次费用 12730.3 元，"两费"增幅基本控制在 5% 以内；药占比由 2010 年的 40.9% 下降到 2016 年的 30.0%。

六　加强医院文化和品牌建设

（一）营造良好的医疗执业文化

大力弘扬医学人文精神，发展特色文化，发挥群团组织优势，丰富职工文化生活，构建、拓展和丰富持续性、多样性"文化节"活动内容，推进 U 站建设，推广"社工＋义工"服务模式，关爱医护人员，建立疏导压力长效机制，改善用餐、值班等条件，将医院建设成医护人员的喜乐家园。

（二）净化医德医风，防控廉洁风险

开展警示提醒和廉洁从业风险防范教育活动，严肃查处违反国家关于医疗行风建设、廉洁从医"九不准"规定等有关行为，坚决遏制医药回扣等不良风气，将医院建设成廉洁文化的一方净土。

七　推行公立医院信息化建设

深圳市医管中心在信息化建设方面推行的举措主要有：立规矩

达共识做规划，推互联对接数据采集，推线上预约线上支付，建综合管理平台，建远程医学平台，抓网络安全数据安全，研究医疗环节质量控制智能监测。

（一）信息化系统平台建设

1. 数据中心

完成数据迁移工作，定义运行监测指标，编写了《市公立医院管理中心运行监测指标定义手册》，完成了市属十一家医院（除港大医院、肿瘤医院外）的数据联通，采集了 2015 年至今的门诊业务数据、病案首页、财务数据和住院医嘱数据，及 2015 年全年的耗材数据，2016 年 7—9 月的门诊电子病历。

2. 综合管理平台

推进基于循证医学的医疗管理研究项目，相关数据分析模块已经上线，编制医院运行月报表。优化综合目标责任制考核模块，完善阳光采购平台，完成护理模块开发，建立了业务数据报送业务系统，为社康中心、区卫计局提供考核数据报送界面，便于快速、直观地计算直属医院专家在社康中心的工作情况，并进行科学考核等。

3. 市民健康服务平台

迁移健康易系统。把健康易 APP 后台迁移到超算中心，完成本地调试工作。推进社保在线支付工作。协调市人社局和直属医院，通过支付宝"智慧医院"服务窗推进社保在线支付工作，目前已在市第二人民医院、北大深圳医院、市第三人民医院、港大深圳医院、市中医院、市眼科医院上线。截至 11 月 29 日，共挂号 8615 人次，诊间支付 18672 笔，合计 499 万元。

4. 远程医学平台

推进 301 医院远程项目。市人民医院、市第二人民医院、市中医院、市妇幼保健院、市第三人民医院、市眼科医院、市康宁医院的 301 远程医学设备已经安装并调试完成。已与解放军总医院（301）就合作细节达成共识。推进远程医学技术服务项目。完成了项目招标及合同签署，确定了远程医学平台部署架构。

5. 临床辅助信息平台

在数据中心建设科研数据库（RDR）的基础上，规划建设直属医院科研平台等模块，为提高直属医院医务人员专业技术水平，加强医院间学术交流。

（二）网站建设和政务公开

完成网站迁移及重建，加强版面更新和信息发布工作，完善相关信息发布制度，结合政务信息公开制度和市医管中心工作实际，发布了《市医管中心信息公开指南》，完善了《市医管中心网站管理办法》和《市医管中心网站信息报送流程》。

（三）网络与信息安全

1. 完善相关制度和文件

制定了《市医管中心网络与信息安全突发事件应急预案》。针对当前在线挂号、在线支付等互联网服务发展现状，发布了《关于加强互联网医疗信息隐私保护的意见》（深医管发〔2016〕33号）和《关于加强医院对外接口安全工作的通知》（深医管办〔2016〕34号）。

2. 加强直属医院网站日常监测

组织信息安全服务公司对直属医院网站进行日常监测，包括渗透测试和漏洞扫描，每月将扫描出的漏洞和整改方案送到医院并对其整改情况进行督察。

3. 完成中心信息系统的等保测评工作

对综合管理平台（三级）和电子办公政务系统（二级）进行信息安全等级保护备案和测评，督促相关开发商对信息系统进行整改，获得了上述两个系统的测评报告。

八　改革改善医患关系制度

（一）制定市公立医院管理中心系统信访工作管理办法

为推进深圳市公立医院管理中心系统信访工作制度化、规范化、程序化建设，保障信访人的合法权益，根据《信访条例》《卫生信访工作办法》《深圳经济特区信访条例》，结合本系统实际，市医管中心制定市公立医院管理中心系统信访工作管理办法。

受理的事项包括申请医疗纠纷的协商解决，办法规定的工作要求，流程适用于医疗纠纷的办理。对信访工作人员在处理信访事项上做出相关明确规定、指导和要求。

（二）通过病人关系科等机构加强医患之间的沟通

市医管中心在 2013 年制发了《市医管中心关于整合直属医院信访和医疗纠纷处理工作的指导意见》，通过整合医院信访、医疗纠纷等工作资源，进一步规范医院信访和医疗纠纷处置水平，提升医院管理效率和群众满意度，将医务科等业务部门从处理医疗纠纷的日常事务中脱离出来，集中精力加强对医疗质量和医疗风险防范的管理。直属医院可设立"病人关系科"（目前香港大学深圳医院、南方医科大学深圳医院设置了病人关系科，北大深圳医院、市儿童医院等设置了社工部），统一负责信访和医疗纠纷处置工作；各医院根据市医管中心信访工作制度要求，建立了医患沟通首诉负责制度，制定了医患纠纷的处理流程，即患者在入院前、入院初期、住院阶段、出院阶段、出院后，根据各阶段的特点进行理性的沟通，使患者及家属对疾病本身的状况、可能存在的风险、可能产生的并发症、现代医学技术的局限性、可能达到的结果等做到基本了解和把握。一旦达不到预期结果，患者及其家属应给予充分理解，避免医患纠纷的发生。

（三）加强医德医风建设和医疗质量管理

一是推进了廉洁诚信医院建设，推进了廉洁从业防控制度建设。中心成立后，会同市检察院、治贿办开展医院廉洁风险防控机制专题调研，组织医院领导班子和纪检干部召开座谈会，指导各单位查找制度建设薄弱环节，研究改进药品、医用耗材、医用设备物资招采制度，完善遏制"大检查单""大处方"的内控机制；制定了促进廉洁从医的"十不准"规定；大力推广市中医院、康宁医院试点经验，建立"查险—设防—制衡—预警—追责"五位一体的廉洁风险防控综合体系。开展了廉洁从业专项治理活动。按照市治贿办的统一部署，重点整治医院工作人员在药械采购、医疗服务中的商业贿赂和不正之风；市属各医院向社会公开了廉洁从业服务承诺，与物资供应商签订廉洁供货协议；安装防"统方"软件；与医院信息系统运维公司签订防"统方"协议。

二是完善质量控制体系建设。截至 2016 年底，中心系统建成启用了 27 个临床质量控制中心；实行运行指数监测和住院病人诊疗质量考核制度；推广品管圈，实行临床路径管理，开展床边检验、处方点评及医嘱用药检查等工作。2016 年，市属医院住院危重病人抢救成功率 95.7%，无菌手术甲级愈合率 97.9%，临床诊断与病理检查符合率 98.3%，这些指标与京沪穗等区域性医疗中心城市的水平相当。

（四）加强宣传和规范媒体行为

开展了"医院开放体验日""三名工程开放日"等活动；与深圳晚报社合作，邀请社会各界人士近距离感受了医务人员的"酸甜苦辣"；与深圳特区报、市健康教育与促进中心分别组建健康教育讲师团，开展"市民健康大讲堂"活动。此外，为加大媒体正面宣传力度，中心及直属医院主动通过媒体、微信公众号和门户网站宣传公立医院改革的新举措、医院学科建设的新成效；积极稳妥处理负面新闻报道，与市关爱办联合组织医患关系座谈会，呼吁社会谴责暴力伤医事件，协调有关部门追查责任。

（五）探索医疗责任保险制度

自 2003 年市卫生局与中国人保深圳分公司签订了"医疗执业责任保险"合作框架协议发展到今天，全市市属公立医院二级以上医院参加医责险的共有 40 家。2009 年 8 月，儿童医院成为首家购买医责险的市属医院，到 2016 年底，有 6 家医院参保。

医责险发展不力的原因可能在于以下两点。一是目前医疗责任险保险内容与权责归属尚无法帮助医院解决医疗纠纷所有常见问题；如：保险公司制定的理赔手续繁杂，先由医院付款给患者，然后拿法院的判决书向承保公司索款，索款过程中，要求烦琐，层层设卡。二是无法发挥"大数法则"的作用，需支付的医疗责任险金额远高于医院年平均医疗纠纷赔付额，令医院无法接受。

（六）推动医患纠纷相关立法

2016 年 8 月 25 日，《深圳经济特区医疗条例》（以下简称《条例》）在市六届人大常委会第十次会议上表决通过，2017 年 1 月正式实施,《条例》将是我国首部出台的地方性医疗法规。《条例》第55条明确:发生医疗纠纷,当事人可以选择下列途径解决:"(一)自行协商;(二)向人民调解组织申请调解;(三)向医患纠纷仲裁机构申请仲裁;(四)向人民法院提起诉讼。人民调解组织、仲裁机构以及人民法院不予受理的医疗纠纷,当事人可以向卫生行政主管部门申请行政调解。申请医疗纠纷赔付金额超过一万元的,公立医疗机构应当采取本条第一款第(二)、(三)、(四)项规定的途径解决。医疗纠纷经人民调解组织调解达成协议的,当事人可以依法到人民调解组织所在地的基层人民法院进行司法确认。一方当事人可以书面委托人民调解组织或者另一方当事人代为办理司法确认。"《条例》明确了医患双方的权利与义务,规范了医患双方的行为,使医患双方都能做到"有法可依、违法必究",从而维护良好的医疗秩序。

九 持续改进医疗质量与安全管理

保障医疗质量和安全是医疗管理工作的核心,是医院发展之本,直接关系到人民群众的健康保障和对医疗服务的切身感受。深圳医管中心自成立以来,一直致力于落实医疗核心制度和患者安全目标,推进临床路径管理,规范诊疗行为,完善不良事件上报制度,防范医疗风险发生。目前各市属医院已基本建立起三级质量与安全管理体系,以病历质量管理为主的终末医疗质量管理有了明显提高,护理、设备设施及人力资源管理不断提升。

(一)完善三级医疗质量与安全管理组织

在院、科两级责任制架构基础上建立健全由医院质量与安全管理委员会(决策层)、医疗质量与安全管理专业委员会(控制层)和科室质量与安全管理小组(执行层)构成的三级医疗质量与安全管理组织。有条件的医院应设立医疗质量与安全管理总监。设立医院质量与安全管理委员会并健全职能,指定专职部门负责对全院医疗、护理、医技质量管理活动实行监管;建立健全医疗质量与安全管理专业委员会。根据实际工作需求设立医疗质量与安全管理专业委员会,并建立多部门质量与安全管理协调机制;建立健全临床业务科室质量与安全管理小组。各临床业务科室设立科室质量与安全管理小组，并定期开展医疗质量与安全管理活动。

（二）加强基础医疗质量管理

强化基础医疗质量管理意识，通过加强医院制度、人力资源、业务技术、服务流程、价格/医保、医疗设备、药品供应、后勤保障、医院环境/设施、投诉等方面的管理，有效提升医疗质量管理的基础环节。明确组织架构，完善全院性工作制度和流程。医院有明确的组织架构，并依据医院组织架构制定全院性工作制度和流程；明确各部门在提升基础医疗质量中的职责。明确各部门职能划分，在以患者为中心的基础上，体现分层管理。

（三）加强环节质量管理

严控环节质量，减少因医疗服务过程中出现"不合格"所产生的严重后果，进而提升整体医疗质量。

强化员工质量意识；抓好科室质量管理；严控人员及技术准入管理；抓好检查检验报告质量管理；抓好临床路径管理；抓好合理用药管理。建立临床药师制，为临床合理用药提供药学专业技术服务；加强临床专科服务能力建设；建立医疗质量管理评估系统，基于医疗行为的循证医学医疗质量管理评估系统，对医疗活动全流程进行智能监测、评估。

（四）加强终末医疗质量管理

建立科学的医疗质量评价指标，通过对终末医疗质量的管理，分析不足，查找原因，制定有针对性的改进措施，持续改进医疗质量。加强病历（案）质量管理。建立质量评价指标管理制度。

十 实施医院"双改善双提升"三年行动计划

2018年，深圳市公立医院管理中心制订实施医院"双改善双提升"三年行动计划，将通过医院"双改善双提升"项目的实施，一手抓改革，以医联体建设为抓手提升基层医疗质量，加强基层医疗服务体系建设。一手抓改善，通过巩固成果、创新服务、科技支撑、宣传引导，努力为人民群众提供更高水平、更加满意的卫生和健康服务，增强人民群众获得感，推动市属公立医院医疗服务满意度全面提升。

（一）改善患者就医环境

（1）优化门诊学科布局和科室设置。通过优化学科布局，改造门诊科室设置，着力构建层次更加清晰、运行更加高效的门诊、急诊就医体系和病人分流引导体系。优化门诊科室建筑设计布局；优化门诊科室的设置机制和制度；提倡医院设立医务社工部门。（2）改造门诊硬件环境，提升门诊就医体验。推动市属公立医院形象识别系统建设；推进医院内外交通综合整治；开展"厕所革命"行动；改善医院候诊环境；绿化美化院内环境；优化儿童等特殊人群专门的候诊空间；完善集约便民服务中心设置，健全便民服务举措。

（二）改善医务人员执业环境

（1）营造良好的行医环境。改善医务人员的工作生活环境，保障医务人员人身安全。（2）开展关爱医护人员行动，体现人文关怀精神。改善职工食堂膳食质量；加强职工心理辅导；科学安排各专业出诊医师数量，合理设定各专科工作负荷；有条件的医院"举办医务人员子女寒暑假托管班"；建立合理的绩效评价体系，完善收入分配激励机制；构建个人职业发展平台。

（三）提升医疗技术质量

（1）持续提升医疗质量与安全。完善内外部医疗质量管理和控制体系；采取有效措施落实不良事件上报制度；推进以持续质量改进为核心的现代医疗质量管理体系建设；推广使用 PDCA 等质量管理工具。（2）以病人为中心，推广多学科诊疗模式。提供多学科联合的疑难复杂疾病诊疗服务。（3）以危急重症为重点，创新急诊急救服务，提升急危重病人的急诊急救服务能力。（4）确保检查检验结果互认制度得到落实。相应级别医疗卫生单位检查检验结果得到互认。（5）以日间服务为切入点，提高医疗资源使用效率。（6）加大临床路径管理制度的执行力度。推行部分门诊病例的临床路径管理；继续扩大住院病人临床路径比例。（7）以签约服务为依托，拓展药学服务新领域。（8）以社会新需求为导向，延伸提供优质护理服务。（9）建立远程医疗制度并组织实施，推进远程医疗服务的建设。（10）以医联体为载体，提供连续医疗服务。

（四）提升医疗服务质量

（1）以"互联网＋"为手段，建设智慧医院。（2）推广预约诊疗制度。继续扩大门诊预约诊疗比；加强门诊号源管理。（3）通过居民电子健康档案和电子病历信息共享，实现就诊信息互联互通。建立系统内医疗卫生信息化平台。（4）完善医务社工和志愿者服务联动发展模式，合理利用社工和志愿者工作平台。多途径多形式推行志愿者服务。（5）严肃纪律，提高门诊医生准点开诊率。（6）加强诊疗后续服务。完善复诊预约服务；建立就诊后取药、取检验检查报告等后续服务项目；提供诊后健康教育及健康管理服务。（7）以人文服务为媒介，开展医务人员温暖行动；开展医院膳食等后勤服务提升工程；完善患者满意度测评体系，构建和谐医患关系。

第五章 对深圳构建现代公立医院管理制度实践的总体评判

　　评判现代公立医院管理制度构建实践的标准应该归结到该制度涉及的三大主体方的切身利益方面。要看是否符合或改进广大患者的根本利益，具体包括患者满意度是否提高，医患关系是否得到了改善；要看是否符合或改进了广大医护工作者的利益，具体包括医护人员的薪酬待遇、工作积极性和社会地位是否得到保证或提高；要看是否符合或改进了整个社会的福利性和公众认可度，看病难、看病贵问题是否得以缓解，民众健康产出是否能得以提高。这"三个是否"应该成为我们判断现代公立医院管理制度实施效果的基本出发点和根本落脚点。建立健全现代公立医院管理制度，只有增进患者、医护人员的利益，改进社会整体福利，才能真正发挥其指导、规范、促进医院发展的科学性、推广性和持续性，才能推动和深化医疗卫生事业改革进程。

　　作为 2010 年全国公立医院综合改革 16 个首批试点城市之一（广东省唯一入选城市），深圳市于 2012 年正式启动公立医院管理体制改革。在充分科学调研、学习、论证的基础上，大胆创新，借鉴香港成立医管局的经验，深圳市政府于 2013 年 5 月设立深圳市公立医院管理中心（市医管中心），主动转变政府职能，实行"管办分开"，从此拉开了深圳市构建现代公立医院管理制度的序幕。5 年来，紧紧围绕体现政府"出资人"意志，处理好与政府相关部门间关系，体现医院运营管理的自主性、专业性和灵活性，体现医务人员的职业发展和价值追求需求，体现基本医疗服务的公平、质量和效率五项基本要求，市医管中心代表深圳市政府统一履行举办公立医院职责；成立理事会，初步建立以"分级决策、自主运营、多元监管、依法治理"为特征的"出资人"制度；构建现代公立医院协调、统一、高效的运行管理机制，主要包括经济管理制度、人力资源管理制度、诊疗服务模式等；坚持医疗、医保、医药和价格联动，积极推进公立医院综合改革，在推动构建现代医院管理制度实践进程中付出了巨大努力，取得了一系列喜人的成绩。

第一节　主要亮点

基于"三个是否"的评判标准，深圳构建现代公立医院管理制度实践符合和改进了三大主体的利益和福利，初步构建起了具有现代意义的公立医院管理制度。

具体来说，深圳构建现代公立医院管理制度的主要亮点在于以下几个方面。

一　厘清了医院管理主体间关系

（一）明确政府管医部门职能

《国务院办公厅关于城市公立医院综合改革试点的指导意见》（国办发〔2015〕38号）对建立高效的政府办医体制做出指导，要求各地积极探索公立医院管办分开的多种有效实现形式。按照《国务院办公厅关于城市公立医院综合改革试点的指导意见》和《深圳市公立医院管理中心管理办法》的指导，深圳市公立医院管理中心从成立之初就明确了职能：代表市政府统一履行公立医院举办者和出资人职责，监管医院人、财、物等运行，负责市属公立医院的发展规划、章程制定、重大项目实施、财政投入、运行监管、绩效考核等。由此拉开了政府内部管医部门间职能转变的序幕。深圳市卫生和人口计生委职能从此不再承担公立医院举办职责，工作重点转移到全行业监管。医管中心及其所属医院依法接受市卫人委的行业监管，配合开展公共卫生服务等工作。

（二）管办分开又分家，保障公平和效率

转变政府职能，厘清政府部门之间的关系，实行"管办分离"，且将这种分离做到"分开又分家"。即将公立医院的举办管理和行业监管职能分离，分别交给市医管中心和市卫计委，市医管中心不再隶属于市卫计委，而是作为市政府直属事业单位独立运作，这种"管办分开又分家"的"管办分离"模式明晰界定了二者的职能，并赋予两个单位充分的独立性和自主权，更符合"管办分离"的初衷：保障政府行业监管在公私医疗机构上的公平性，提高公立医院体系运行效能。相比于北京、成都等国内其他城市的"管办分离"，深圳更坚决、更彻底，事实证明这种"分家"更自主、更有效。职能明确前提下的分工细化会带来边际报酬递增，进一步促进办医体制的协调、统一、高效。

二　建立健全了政府管医部门和医院的法人治理结构

（一）明确决策、运行和监督权

市医管中心理事会作为决策和监督机构，履行市医管中心重大事项决策权和监督权，向市政府负责。推进了政府行政管理职能与公共事业运作功能分开，即"政事分开"，政府部门转变职能、简政放权，从医院微观管理事务转为宏观管理。且医管中心理事会作为所有市属医院的"大理事会"，在把握市属医院发展战略、制定发展规划、把握深圳公立医院综合改革等方面更有前瞻性、整体性和系统性。

（二）所有权和经营权分离，运营模式上创新

深圳出于提高管理效率和推进公立医院一体化、标准化管理的考虑，将国家提出对医院外部决策权履行的两条改革路径结合起来进行推进。新建市属公立医院：采取所有权和经营权分离的运营模式，在医院层面建立法人治理机构，成立理事会（港大深圳医院成立董事会）或医院管理委员会，原有市属公立医院：由政府办医机构（市医管中心和理事会）履行医院外部决策职能如公立医院功能定位、发展规划、基本建设、财政投入资源配置、绩效考核等外部发展重大决策权。通过建立健全医院法人治理结构，完善了医院发展的决策、执行、监督分工制衡的权力运行机制，实现外部政府治理与内部医院治理的有机结合，作为中观层面，有效衔接了政府宏

观管理和医院微观管理。

三　改革和优化了医院运行体制

（一）人事薪酬管理制度方面

人事管理制度最大的亮点在于指导各市属公立医院实行岗位管理制度。尤其是在新建市属公立医院实行"去行政化、去编制化"改革，岗位不再使用事业编制制度，而是实行以岗位管理为基础的全员聘用制度，遵从"以事定岗、按岗聘用"的原则，根据医院人才需求实际情况，制订人才招聘、调配计划，通过公开、公平竞聘的方式聘任雇员（全部实行合同制）。对符合相关标准的高层次人才实行直接聘用，在全国公立医院改革浪潮中率先打破"铁饭碗"，稳步蹚水医改深水区。薪酬管理制度的亮点在于指导各市属公立医院实行工资总额管理制度和岗位绩效工资制度。市医管中心目前已重新制定《市属公立医院工作人员工资总额核定办法》。坚持以事定费、以质定效的原则，进一步建立健全以绩效为基础、以考核为依据的分配激励约束机制，建立符合深圳市属公立医院特点的科学合理、激励有效、规范有序的工资总额管理办法。逐步建立按岗定酬、岗变薪变、同岗同酬的全员岗位绩效工资制度，促进市属公立医院全面、持续发展。

（二）财政补偿机制方面

亮点在于完善了财政对公立医院的投入，构建体现公益性的筹资机制。第一，建立了"以事定费、购买服务、专项补助"的财政补助新机制，明确政府对公立医院投入范围，落实了相关项目经费以及政策性减收、增支等各项政府投入。第二，全面取消药品加成，提高体现医务人员技术劳务价值的医疗服务项目价格。第三，推动医疗服务价格调整，建立体现劳务价值的医疗服务体系。按照"总量控制、结构调整、有升有降、逐步到位"的原则推进医疗服务价格调整。第四，推进收付费制度改革，建立有效控费机制。建立"总量控制、年初预付、按月支付、年终总算、结余有奖"的医保支付方式；通过全科打包收费、住院诊疗服务打包收费、按病种收费和推进按疾病诊断相关分组（DRGs）付费等方式改革医疗收费制度。

（三）信息化建设方面

依托云计算、大数据、物联网、互联网、视联网等新兴技术，建立以大数据、云计算为特征的数据中心、数据共享平台和互联互通信息体系，促进居民健康信息在不同医疗机构间共享和利用，实现区域医疗业务协同和区域医疗资源整合，建设以数字化、移动医疗为特征的智慧医院、网络医院，不断提高医院服务能力和便民惠民服务水平。具体通过践行搭建市医管中心信息平台、医疗卫生网络建设、建立与完善三大数据库、建设与完善四大应用系统、完善以电子病历为核心的医院信息化建设、实现与市人口健康信息平台的互联互通、健全电子病历和业务交互标准体系、加强信息安全保障体系建设八大重点任务，紧密结合市医管中心系统的工作要求，以需求为导向，以应用促发展，促进管理精细化、业务服务智能化，全面提升市医管中心系统的信息化建设水平，让群众真正享受到信息化红利。

（四）和谐医患关系构建方面

亮点在于想方设法促进医患关系正常化、和谐化发展。（1）加强医患之间的有效沟通。整合医院信访、医疗纠纷等工作资源，将医务科等业务部门从处理医疗纠纷的日常事务中脱离出来，集中精力加强对医疗质量和医疗风险防范的管理。直属医院设立"病人关系科"，统一负责信访和医疗纠纷处置工作。（2）加强医德医风建设和医疗质量管理。一是推进了廉洁诚信医院建设。二是完善质量控制体系建设。（3）加强宣传和规范媒体行为。开展"医院开放体验日""三名工程开放日"等活动；积极稳妥处理负面新闻报道，与市关爱办联合组织医患关系座谈会、呼吁社会谴责暴力伤医事件。（4）探索医疗责任保险制度。2009年8月，儿童医院作为首家购买医责险的市属医院，到2016年底，有6家市属医院参保。（5）推动《深圳经济特区医疗条例》的出台，完善医患纠纷的相关立法。2017年1月正式实施的《深圳经济特区医疗条例》是我国首部出台的地方性医疗法规，明确了医患双方的权利与义务，规范了医患双方的行为，使医患双方都能做到"有法可依、违法必究"，从而维护良好的医疗秩序。

（五）医院绩效管理方面

一是绝大多数市属医院领导层意识到绩效工资管理的重要性，均在医院组织制定了相关绩效工资管理的方案；二是绩效工资分配原则基本围绕"质量、安全、服务、费用"八字方针，突出努力减轻病人负担、满足广大人民群众基本医疗需求的社会效益和提高医疗服务质量的工作重点；三是某些市属医院实行的院科两级考核分配制度，将院一级的分配与科室二次分配结合起来，带动了科室发展的积极性。

通过这些举措，首先，有效提高了公立医院工作效率，缓解了看病难问题。其次，充分发挥了"增收节支"作用，调动了医务人员的工作积极性。强化了医务人员的市场意识、经营意识、成本意识，提高了卫生资源的利用效率。这种分配方法在一定程度上促使医院收入和结余逐年增长，增强了医院自我生存、自我发展的能力。

第二节　仍然存在的问题

深圳在构建现代公立医院管理制度中仍然存在的问题有以下几个方面。

一　公立医院供给侧结构性改革仍需深化

一是公立医院收入结构仍不够合理。政府投入比例相较西方福利国家过低，医保、商保、个人自费比例也需要继续改革深化，加以比例调整。

二是公立医院支出结构也不够合理。人力成本支出比例较低，运营成本比例不合理，存在一定程度的浪费现象；大型医用设备检查治疗价格过高，医疗服务价格不能充分反映医务人员技术劳务价值；按项目定价的医疗服务项目数量较多，按病种、按服务单元定价的项目较少；没有形成价格动态调整机制。

三是医院收付费方式不够完善。尚未建立起"有激励,有约束"的收付费政策机制,医疗机构有些诊疗行为仍不够规范,医疗费用不合理增长没有得到较好控制,患者个人负担减轻程度不明显。

四是医院薪酬结构不够科学合理。医院大体仍实行工资总额管理制度,适应医疗行业特点的薪酬制度尚在试点探索阶段。新建市属医院的福利制度在原常设岗位人员和新聘职工之间的差距较大,对新医院吸引人员造成较大阻力,如不能在薪酬福利待遇方面做到不低于原常设岗位人员水平,很容易造成人员流失。

五是医患矛盾比较紧张,而医责险发展不力。目前医疗责任险保险内容与权责归属尚无法帮助医院解决医疗纠纷所有常见问题;如:保险公司制定的理赔手续繁杂,先由医院付款给患者,然后拿法院的判决书向承保公司索款,索款过程中,要求烦琐,层层设卡。需支付的医疗责任险金额远高于医院年平均医疗纠纷赔付额,无法发挥"大数法则"的作用,医院无法接受。

二 公立医院管理制度不够健全

一是医院尚未全部制定章程或章程内容不符合《国务院办公厅关于建立现代医院管理制度的指导意见》中对制定医院章程的要求,或未明确党组织在医院内部治理结构中的地位和作用。

二是党委在医院中的责任不够明确,医院党委讨论决定的主要重大问题需要进一步明晰。

三是有的医院以党政联席会议代替党委会和院长办公会决策,党政联席会议上确定的事项并没有得到很好的落实。

四是医院法人治理结构有待进一步建立健全和完善。医院内部主体脉络不清,尚未建立起规范的决策层、管理层、监督层,各层次职责和定位不够清晰。

三 医院运行机制有待进一步畅通

一是人事管理制度不够健全和完善,且存在新建医院和原有医院之间较大的人事管理差异。

　　二是尚未建立健全现代财务制度，绩效管理、绩效分配制度有待进一步改革。

　　三是医保监督模式不够科学，监督总额而非监督过程，不利于规范医疗机构及医生的医保行为。

　　四是基本医疗财政补助改革有待深化，补贴水平不够。

　　五是医院在分级诊疗体系构建中定位不够明确，分级诊疗的推进和配合工作有待加强。

　　六是药品招标采购主体责任不够明确，公立医院采购的药价和药量等尚未形成公平透明制度。

　　七是人才队伍建设有待进一步加强；医院学科在品牌化建设道路上仍有较为艰巨的任务；大部分医院尚未形成浓郁的医院文化或品牌体系。

　　八是医院信息化建设亟待加强。医院与医院管理机构之间、医院与医院之间等数据还未能做到全面联络，无纸化办公水平不高、电子病历等级不够，存在"信息孤岛"等情况，从而严重制约了医院的信息化、智能化和智慧化发展。

第六章 深圳完善现代公立医院管理制度的新机遇与新挑战

第一节 深圳完善现代公立医院管理制度的新机遇

一 深圳完善现代公立医院管理制度的宏观机遇

（一）大部制改革下国家医疗保障局的成立

2018年3月13日，国务院大部制改革方案一经推出，引起轩然大波。其中医疗方面，最引人注目的，莫过于"不再保留国家卫生和计划生育委员会，不再设立国务院深化医药卫生体制改革领导小组办公室"，取而代之的是组建国家卫生健康委员会，作为国务院组成部门。对于构建现代公立医院管理制度而言，更重要的机遇是国家医疗保障局的设立。国家医保局的成立意味着讨论多年的"三保合一"，即城镇职工基本医疗保险、城镇居民医疗保险、新型农村合作医疗（新农合）的统一，通过国务院机构改革迈出了实质性一步。

国家医疗保障局，是将人力资源和社会保障部的城镇职工和城镇居民基本医疗保险、生育保险职责，国家卫计委的新型农村合作医疗职责，国家发改委的药品和医疗服务价格管理职责，民政部的医疗救助职责整合形成的，直属国务院。直白点说，就是"三保合一"。其主要职责是：拟定医疗保险、生育保险、医疗救助等医疗保障制度的政策、规划、标准并组织实施，监督管理相关医疗保障基金，完善国家异地就医管理和费用结算平台，组织制定和调整药品、医疗服务价格和收费标准，制定药品和医用耗材的招标采购政策并监督实施，监督管理纳入医保范围内的医疗机构相关服务行为和医疗费用等。同时，为提高医保资金的征管效率，将基本医疗保险费、生育保险费交由税务部门统一征收。

成立国家医疗保障局的作用主要有三方面。第一，统一制度，把原来不同政府部门分管的不同形式医保制度整合起来，不断提高医疗保障水平；第二，适应医保特殊性、专业性需要，确保医保资金合理使用、安全可控；第三，发挥医保在资源调配中的枢纽性、决定性作用，统筹推进医疗、医保、医药三医联动。这一项重大机构改革与国际上强调医保战略性购买职责的发展趋势相呼应，也借鉴了三明医改的成功经验。由三明市医改的例子可见，"三保合一"的必然结果是对医疗机构的诊疗行为，如医生处方、手术耗材、药品采购、按病种付费等进行严格的监控，公立医院严格控费将成新常态。

国家医疗保障局的成立带给深圳构建现代公立医院管理制度的机遇何在？首先，得从现代公立医院管理制度的系统性去理解。现代公立医院管理制度的构建是个系统工程，涉及医保支付、药品采购、医疗服务价格等诸多方面。而这些方面的管理权限，原来散落在多个管理部门，"九龙治水"，政出多门，权力过于分散，政策难以统一协调，形成合力的难度较大，协调成本较高。现在，这些相关管理职能经过整合，一起并入国家医疗保障局进行集中管理，可以很大程度促使外部成本内部化，统一管理，统筹规划，系统决策，极大降低了各项职能形成连贯系统性的协调成本和难度。其次，国家医疗保障局的成立使得全国上下各地的医保部门将做出系统积极的努力来购买服务，而不再是被动买单。各级各类医疗机构在医保部门主动买单的背景下将会开展服务竞争，以争取医保部门的买单"投票权"。

（二）国家、广东省及深圳市对现代医院管理的重视

1. 国家明确了建立现代医院管理制度的目标

截至 2016 年底，全国共有公立医院 12708 家，虽然不足全国医

院总数的一半，但仅以 2016 年为例，28.5 亿的门急诊人次却占到医院门急诊总人次的 87.1%，1.48 亿的入院人数占医院入院总人数的 84.2%。公立医院作为整个医疗服务体系的主体，它的管理制度改革势必会引起社会的广泛关注。2017 年 7 月 14 日，国务院办公厅印发《关于建立现代医院管理制度的指导意见》（国办发〔2017〕67 号）（以下简称《指导意见》），就全面深化公立医院综合改革，建立现代医院管理制度做出部署，指出从完善医院管理制度、建立健全医院治理体系和加强医院党的建设三方面推进现代医院管理制度建设。该制度明确了建立现代医院管理制度的指导思想、基本原则和主要目标，并从医院管理制度、治理体系和党建等方面做了部署，对公立医院管理做出制度性安排，要求到 2020 年，基本建立现代医院管理制度。

《指导意见》给医院、医护人员、患者带来的要求和改变，包括：

（1）医院将依法依规享有自主经营管理权

《指导意见》以问题为导向，明确了建立现代医院管理制度要坚持政事分开、管办分开的基本原则。公立医院要按照《指导意见》明确的权力清单落实公立医院经营管理自主权——行使内部人事管理、机构设置、中层干部聘任、人员招聘和人才引进、内部绩效考核与薪酬分配、年度预算执行等。明确"医疗质量安全、医疗费用以及大处方、欺诈骗保、药品回扣等行为是重点监管的内容"。中国人民大学医改研究中心主任王虎峰教授告诉记者，以控制公立医院特需服务规模为例，《指导意见》明确提供特需服务的比例不超过 10%。

（2）患者满意度将关系到医护人员考核

《指导意见》基本原则之一是坚持以人民健康为中心。

事实上，患者的满意度是考核医护人员的内容之一已被列入《指导意见》，而医护人员的考核将直接与他们的薪酬水平、岗位聘用、职称晋升等挂钩。增强群众改革获得感是坚持以人民健康为中心的题中应有之义。在《指导意见》中，全面开展便民惠民服务是 20 项重要改革任务之一。

（3）促进和谐医患关系构建

《指导意见》提到，推进院内调解、人民调解、司法调解、医疗风险分担机制有机结合的"三调解一保险"机制建设，妥善化解医疗纠纷，构建和谐医患关系。

（4）医务人员的薪酬设置将更加规范合理

近年来，医务人员的收入一直受到关注。一边是医务人员高强度高风险的技术价值并没有成正比地体现在薪酬上，一边是患者对医务人员开的大处方、大检查抱怨不已。

对此，《指导意见》强调医务人员薪酬不得与科室业务收入挂钩，不得与药品、卫生材料、检查、化验等业务收入挂钩。同时，公立医院在核定的薪酬总量内可以进行自主分配，体现岗位差异，兼顾学科平衡，做到多劳多得、优绩优酬。按照有关规定，医院可以探索实行目标年薪制和协议薪酬。公立医院要建立以公益性为导向的考核评价机制。

综上可见，《指导意见》的出台意味着国家明确了建立现代医院管理制度的目标，它的要求和思路以及相关指导对深圳构建现代公立医院管理制度既是要求，也是机遇和肯定。深圳的改革不会不被国家层面认同，不会成为"改革孤岛"。

2. 十九大报告中实施健康中国战略对健全现代医院管理制度提出明确要求

人民健康是民族昌盛和国家富强的重要标志。要完善国民健康政策，为人民群众提供全方位全周期健康服务；深化医药卫生体制改革，全面建立中国特色基本医疗卫生制度、医疗保障制度和优质高效的医疗卫生服务体系，健全现代医院管理制度；加强基层医疗卫生服务体系和全科医生队伍建设；全面取消以药养医，健全药品供应保障制度；坚持预防为主，深入开展爱国卫生运动，倡导健康文明生活方式，预防控制重大疾病；实施食品安全战略，让人民吃得放心；坚持中西医并重，传承发展中医药事业；支持社会办医，发展健康产业；促进生育政策和相关经济社会政策配套衔接，加强人口发展战略研究；积极应对人口老龄化，构建养老、孝老、敬老政策体系和社会环境，推进医养结合，加快老龄事业和产业发展。

健康中国战略对健全现代医院管理制度提出明确要求，这种要求也是深圳构建现代公立医院管理制度的指导、蓝图、依据和机遇。

3. 广东省及深圳市对公立医院管理及发展的重视和部署

广东省政府办公厅 2018 年 1 号文就是《广东省建立现代医院管理制度实施方案》，其中提出年度工作目标为：到 2018 年底，珠三角地区率先基本形成维护公益性、调动积极性、保障可持续的公立医院运行新机制和决策、执行、监督相互协调、相互制衡、相互促进的治理机制，促进社会办医健康发展，推动各级各类医院管理规范化、精细化、科学化，基本建立权责清晰、管理科学、治理完善、运行高效、监督有力的现代医院管理制度。到 2020 年，全省基本建立现代医院管理制度。

省政府对现代医院管理制度的实施方案是深圳构建现代公立医院管理制度的重要依据。此外，广东省"卫生强省"建设计划、深圳市"卫生强市"建设计划以及深圳市市属医院"强院建设"计划要求达到的高水平医院、高水平学科、高水平人才、科技创新平台等建设目标也是对深圳构建和完善现代公立医院管理制度极具激励性的机遇。

二 深圳完善现代公立医院管理的自身优势

（一）深圳具备了现代公立医院管理的制度基础

深圳市自 2012 年正式启动公立医院管理制度改革。在充分科学调研、学习、论证的基础上，大胆创新，借鉴香港成立医管局的经验，深圳市政府于 2013 年 5 月设立深圳市公立医院管理中心。经过 6 年的不懈努力，初步构建起了由现代医院管理内外两部分构成的具有现代意义的公立医院管理制度。这一制度主要构成为：

1. 外部制度基础

体现政府"出资人"意志、实行"管办分开"的现代公立医院管理体制；以"分级决策、自主运营、多元监管、依法治理"为特征的"出资人"制度；体现"政事分开"政府管医部门的法人治理结构；建立了"以事定费、购买服务、专项补助"的财政补助制度；全面取消药品加成制度；建立了按照"总量控制、结构调整、有升有降、逐步到位"原则，体现医疗劳务价值的医疗服务价格制度；建立"总量控制、年初预付、按月支付、年终总算、结余有奖"的医保支付方式；通过全科打包收费、住院诊疗服务打包收费、按病种收费和推进按疾病诊断相关分组（DRGs）付费等方式的医疗收费制度；建立了以医院信访、直属医院"病人关系科"、医疗责任保险制度医患关系的制度体系；推动出台我国首部解决医患纠纷的地方性医疗法规——《深圳经济特区医疗条例》。依托云计算、大数据、物联网、互联网、视联网等新兴技术的数据中心、综合管理平台、阳光采购平台、市民健康服务平台、远程医学平台、临床辅助信息平台、政务公开安全智能的网站。

2. 内部制度基础

体现医院运营管理的自主性、专业性和灵活性，体现医务人员的职业发展和价值追求需求，体现基本医疗服务的公平、质量和效率要求的公立医院经济管理制度、人力资源管理制度；建立了所有权和经营权分离政府宏观管理和医院微观管理有效衔接的管理制度，即原市属公立医院由政府办医机构（市医管中心和理事会）医院外部决策职能与医院法人治理结构外部政府治理与内部医院治理的有机结合治理结构；新建市属公立医院采取所有权和经营权分离的法人治理机构；在新建市属公立医院实行"去行政化、去编制化"，实行全员聘用遵从"以事定岗、按岗聘用"原则的岗位管理制度；坚持以事定费、以质定效的原则，按岗定酬、岗变薪变、同岗同酬的全员岗位科学合理、激励有效、规范有序的工资总额管理制度和岗位绩效工资制度；制定了《现代公立医院管理章程》。

（二）深圳具备完善现代公立医院管理的经济基础

深圳经过40年来改革开放下的常年快速发展和积累，已经具备了非常雄厚的经济基础。2017年，深圳GDP2.2万亿元，居全国第三，前二分别是上海、北京。深圳人均GDP达18.31万元，GDP增速8.8%，比第四名多900多亿元。纳入GDP部分的R&D支出和深汕特别合作区产值均对GDP起到一定的拉动作用。

2017年来源于深圳辖区的一般公共预算收入达8624亿元，首次突破 8000 亿元大关。其中中央级收入 5292.4 亿元，增长 11.1%；地方级收入 3331.6 亿元，同口径增长 10.1%。而地方级收入中，税收收入 2654.6 亿元，非税收入 677 亿元。2017 年深圳全市一般公共预算支出 4595 亿元，增长 9.1%，完成年初预算的 99%，支出进度创历史新高。

雄厚的经济实力是深圳加大力度保障和改善民生的物质基础。2016 年全市医疗卫生事业费投入 128.66 亿元，比上年增长 17.68%。按常住人口计（1190.84 万），人均卫生事业费 1080.45 元。市直属单位卫生事业费投入 10.29 亿元，增加 6.8%；医管中心 24.14 亿元，增加 1.4%；罗湖 6.83 亿元，增加 1.9%；福田区 10.75 亿元，减少 5.5%；南山区 12.18 亿元，增加 43.2%；宝安区 19.21 亿元，增加 39.9%；龙岗区 19.11 亿元，增加 24.2%；盐田区 2.28 亿元，减少 2.9%；光明新区 7.69 亿元，增加 67.6%；坪山区 3.28 亿元，减少 0.5%；龙华区 10.29 亿元，增加 25.7%；大鹏新区 2.60 亿元，增加 48.6%。2017 年，全市教育、医疗卫生等九大类民生领域支出达 3198 亿元，增长 32.5%，增速高于一般公共预算支出平均增速 23.5 个百分点，占财政支出的比重约七成。深圳市政府 119 件民生实事支出超 300 亿元。接下来，深圳将推进健康深圳建设，医疗卫生支出计划安排 126 亿元，增长率将达到 12%。雄厚的经济基础和侧重民生的财政支出安排对深圳构建和完善现代公立医院管理制度是极大的自身优势，是国内其他地区可望而不可即的机遇所在。

第二节　深圳完善现代公立医院管理制度面临的新挑战及简析

深圳的现代公立医院管理制度改革已经进入了深水区，具有战略性、全局性和根本性的问题，需要明确和解决。

一　新时代健康医疗服务业主要矛盾出现新变化

习近平总书记在十九大报告中指出，中国特色社会主义进入新时代，我国社会主要矛盾已经转化为人民日益增长的美好生活需要和不平衡不充分的发展之间的矛盾。

那么，具体到健康医疗服务业，新时期健康医疗服务业新的主要矛盾已经转变为人民日益增长的对健康医疗的需求与医疗供给不平衡不充分发展之间的矛盾。我们要在继续推动健康医疗服务业发展的基础上，着力解决好健康医疗服务业发展不平衡不充分问题，大力提升发展质量和效益，更好满足群众对健康医疗服务业等方面日益增长的需要，从根本上解决群众看病难、看病贵以及对高质量医疗和医疗服务需求的问题。

（一）市民看病难

（1）市医疗资源供给小于需求。我国实行的是公立医院为主模式，其决定着政府办医院，政府对医疗资源的提供具有不可推卸的责任，而非靠市场来配置社会医疗资源。由于多年来，我们一直高度重视经济发展，导致政府对医疗资源投入欠账较多，医疗资源有效供给不足。

（2）医院智慧化水平不高，就医流程不合理导致排队久、等候时间过长。

（3）没有形成完善成熟的分级诊疗体系。医院在分级诊疗体系构建中定位不够明确，现有诊疗制度不合理，基层医疗机构资源不强，大医院与基层医疗机构双向转诊动力不足，其根源在于利益分配不尽合理，各相关方没有实现利益均衡。最终致使群众难以形成基层首诊的习惯，扎堆往大医院跑，造成大医院"不愿做，做不了"；小医院"接不住，不敢接"等现象。

（二）市民看病贵

全民医疗模式要求对公立医院的投入主要靠政府，不能靠市场，公益性是公立医院的本质属性，公立医院不能与企业一样以追求利润为首要目标。

由于政府对医院疏于监管，我们对公立医院投入过少，任由其市场化运作，公立医院的商业化、市场化和企业化倾向非常明显，过度医疗、偏好高利润的药品采购和使用；而药企则靠市场垄断变更药品名称，提高药品价格，导致医疗生产领域和流通领域价格奇高。

（三）公立医院医疗技术水平和服务水平较低

（1）由于多年来政府对医疗资源投入欠账较多，基础医疗资源有效供给不足，高端医疗资源更是匮乏。深圳市民有了大病很多人选择到北京、上海、广州等城市就医，导致深圳的总体医疗技术水平和医疗服务水平较低。（2）深圳的医院建院时间短，人才积淀不足，深圳生活的高成本，引进高端医疗人才的政策不到位，致使高水平医疗人才不足。（3）深圳本地的医学院少，建校时间晚，没有形成培养本地医疗人才的体制和机制保障。

二　公立医院医疗改革方向性不够明确

人类社会探索到今天，要么是全民医疗制度，要么是国家办医院，要么就是全民医保制度。

国内外医疗服务体系从组织形态划分分为公立为主、私立为主和公私互补三个类型，我国实行的是公立医院为主的模式，政府办医院；与此同时，中国还建立了全民医保制度。所以，我国实行的是全民医疗＋全民医保的混合制度模式。

全民医疗模式要求政府对公立医院的投入为主，西方福利国家政府投入比例一般达80％，公立医院非市场化；全民医保制度则实行国家、企业和个人三方共同负担制。而我国政府对公立医院的投入比例相较西方福利国家过低，一般在10％左右，最高也不超过20％；而我国政府却用大量的财政资金办医保，国家把钱投给个人；这样导致中国公立医院公益性降低，商业化市场化严重，公立医院与企业并无二致，以追求利润为首要目标，公立医院过度医疗问题十分普遍，削弱了公立医院公益性的本质特征。

由于混合模式下两种模式存在体制机制不顺畅的问题，公立医院以吸纳国家用财政资金办的医疗保险的费用作为医院收益，导致政府财政压力大、效益差。

（1）民生领域是政府应尽的责任，即使是资本主义国家，社会领域也基本都是社会化管理，而不是市场化管理。社会事业民生领域里的健康医疗事业属于公共产品，是政府的责任。我们曾经笃信市场，以为市场真的能搞定一切，在民生医疗领域盲目"与国际接轨”，导致今天看病难成为新"四座大山"之一。

以"企业＋医院"模式推行公立医院改制、以私有化著称的宿迁模式，最大的教训是，医疗是一个市场几乎完全失灵的领域，甚至可以说所有的市场手段在医疗领域都起的是反作用。如果将医院当商场，将医生当商人，过度医疗就无法控制，结果就是医疗费用一路上涨，老百姓看病越来越贵、越来越难。所以在医疗领域，政府应该承担责任，不能放任逐利的机制兴风作浪，否则老百姓蒙受损失，政府也会遭遇极大的困境。

（2）中国的医改经过多年的实践探索，实行的既不是全民医疗制度，也不是全民医保制度，而是形成了全民医疗＋全民医保的混合制度模式。全民医疗模式要求政府对公立医院的投入为主，而我国政府对公立医院的投入比例很低；而投资全民医保的比例相对较高，大量财政资金用于办全民医保。本应政府投入为主的公立医院，却因为政府财政投入不足等因素走上了市场化之路，公立医院的社会性和公益性未能充分体现。

三　公立医院管理体制改革具有局限性

2013年5月，深圳市进行公立医院管理体制的改革，成立了深圳市公立医院管理中心（医管中心），负责代表市政府统一管理市属公立医院，但其他公立医院并不在管辖范围之内。因此时至今日，深圳公立医院管理仍然存在着市属公立医院与区属公立医院制度安排不统一，制度间存在不一致、不协调，甚至相互冲突的现象；整个深圳公立医院的健康医疗资源缺乏统筹规划和系统管理，健康医疗服务业发展不平衡不充分，医疗资源总体分布不尽合理，统筹安排力度不足等问题依然存在。

市属公立医院与区属公立医院领导隶属关系不同，管理权限相互交叉、重叠，管理机制不畅顺，管理效率不尽如人意；市属公立医院与区属公立医院容易互相抢夺患者资源，引发恶性竞争；公立医院整体发展质量和效益不高，公立医院医疗设备供给不足和重复购置浪费现象并存，公立医院医疗资源利用过度与利用效率过低同时存在。

四　现有制度需要重新系统评估、改革与完善

在明确了公立医院管理制度改革的方向、目标、模式、体制机制的前提下，对现有制度进行评估，改革与完善现有制度，以适应公立医院管理制度改革的方向、目标、模式、体制机制的需要。

公立医院管理制度需要与公立医院改革方向、目标、模式、体制机制相匹配，当前深圳现有公立医院管理制度与适应公立医院管理制度改革的方向、目标、模式、体制机制的需要尚有一定距离。从医院的经济管理、人事薪酬管理、医疗服务管理、政府监管服务四大方面重新评估现有制度，发现仍然存在着如下问题。

经济管理方面：一是公立医院收入结构仍不够合理。政府投入比例相较西方福利国家过低，医保、商保、个人自费比例也需要继续改革深化，加以比例调整。二是公立医院支出结构也不够合理。人力成本支出比例较低，运营成本比例不合理，存在一定程度的浪费现象；大型医用设备检查治疗价格过高，医疗服务价格不能充分反映医务人员技术劳务价值；按项目定价的医疗服务项目数量较多，按病种、按服务单元定价的项目较少；没有形成价格动态调整机制。三是医院收付费方式不够完善。尚未建立起"有激励，有约束"的收付费政策机制，医疗机构有些诊疗行为仍不够规范，医疗费用不合理增长没有得到较好控制，患者个人负担减轻程度不明显。四是尚未建立健全现代财务制度，绩效管理、绩效分配制度有待进一步改革。

人事薪酬管理方面：一是人事管理制度不够健全和完善，且存在新建医院和原有医院之间较大的人事管理差异。二是医院薪酬结构不够科学合理。医院大体仍实行工资总额管理制度，适应医疗行业特点的薪酬制度尚在试点探索阶段。新建市属医院的福利制度在原常设岗位人员和新聘职工之间的差距较大，对新医院吸引人员造成较大阻力，如不能在薪酬福利待遇方面做到不低于原常设岗位人员水平，很容易造成人员流失。三是人才队伍建设有待进一步加强；大部分医院尚未形成浓郁的医院文化或品牌体系。

医疗服务管理方面：一是缺乏统一规范的《现代公立医院管理

章程》。医院尚未全部制定章程或章程内容不符合《国务院办公厅关于建立现代医院管理制度的指导意见》中对制定医院章程的要求，或未明确党组织在医院内部治理结构中的地位和作用。二是医院信息化建设亟待加强。大部分医院仍无智慧医院整体规划、医院内众多系统仍未全部互联互通和数据中心建设尚不完善等。医院与医院管理机构之间、医院与医院之间等数据还未能做到全面连接，无纸化办公水平不高、电子病历等级不够，存在"信息孤岛"等情况，严重制约了医院的信息化、智能化和智慧化发展。三是部分医院三级质量与安全管理组织有待加强。监管流于形式，对基础质量与环节质量管理的重视不足，未明确医疗安全管理的重点部门和关键环节，未能建立医疗安全与风险防范体系等问题。四是部分医院存在门诊科室设置不合理，就诊流程烦琐，就诊后的后续服务不足，门诊信息化、智能化水平不高，预约挂号系统不完善，就医环境不佳，院内交通混乱等情况。

政府监管服务方面：一是基本医疗财政补助改革有待深化，补贴水平不够；二是医保监督模式不够科学，监督总额而非监督过程，不利于规范医疗机构及医生的医保行为；三是药品招标采购主体责任不够明确，公立医院采购的药价和药量等尚未形成公平透明制度。

五　解决医患矛盾缺乏更加有效的制度安排

近年来，越来越多的医患不和谐现象被推向风口浪尖，杀医伤医恶性暴力事件频见报端，深圳也不例外，诸多医疗纠纷屡见不鲜，医患矛盾冲突频频上演，给社会治安造成了巨大的安全隐患。深圳市公立医院管理中心系统 2017 年上半年共收到书面信访件 182件，信访总量较 2016 年上半年下降了约 8.9%，其中，投诉类信访件共 80 件，约占信访总量的 44%，较上年同期下降了 12%，反映的主要问题有医院管理、医疗质量和医德医风等。2017 年以来，市属各医院共查处伤医案件 14 起、其他各类涉医案件 124 起，刑事拘留 5 人、行政拘留 9 人。其中查处打击"医托""号贩子"案件 3起，抓获"号贩子"6 人。深圳公立医院在 2014—2016 年这三年发生的医疗纠纷相对较多，其中，市第二人民医院 89 例、市妇幼保健院 44 例、北大深圳医院 41 例、市中医院 28 例、港大深圳医院 24 例、市儿童医院 22 例、市人民医院 22 例。

面对较为严峻的医患关系，深圳市公立医院管理中心做了大量工作以缓解市属公立医院医患矛盾。包括通过信访室、病人关系科、社工部等加强医患间的沟通，加强医德医风建设和医疗质量管理、加强宣传和规范媒体行为、探索医疗责任保险制度、配合完善相关立法等。

医患矛盾的本质在于医患利益的冲突、不平衡和有失公平。深圳现有制度安排尚未解决深圳医患关系中的根本问题即利益失衡问题、公平问题，也未健全相关利益方的风险共担机制。主要表现为：一是尚未建立起如宁波、广州等地的第三方人民调解制度。二是医疗责任保险发展不力。目前医疗责任险保险内容与权责归属尚无法帮助医院解决医疗纠纷中的所有常见问题。

第七章 完善深圳现代公立医院 管理制度的相关建议

遵循 2017 年全年卫生与健康大会，十九大报告和健康中国战略相关内容的指示精神，以人民健康为中心，以建设全国医疗重要城市、建设广深医疗高地为新定位，以建设整体资源布局更加合理、与城市整体发展更加适应、人民更加满意的公立医院为目标，进一步改善和推进深圳现代公立医院管理制度的建设。

第一节 解决新时代健康医疗服务业的 主要矛盾

新时代健康医疗服务业的主要矛盾转变为人民日益增长的对健康医疗的需求与医疗供给不平衡不充分发展之间的矛盾。消除导致群众看病难、看病贵以及不能满足深圳市民对高质量医疗和医疗服务需求产生的根源，依然是新时期健康医疗服务业主要矛盾的解决之道。

一 解决市民看病难问题

（1）加大对医疗资源投入的力度，扩大医疗资源供给。增加公立医院数量，加快现有公立医院的改扩建项目建设。对于新区医院规划，在新区建设初期就应加以长远考虑，以更好地满足新区不断增加的人口的健康医疗需求。

（2）优化公立医院就医服务流程，大力改善就医环境。促进门诊科室设置合理化，重构和优化就诊流程，加强就诊后续服务，提升门诊信息化、智能化水平，改善预约挂号系统，全面整治就医环境。

（3）全面推进分级诊疗体系建设。一是推动破除行政区划、财政投入、医保支付、人事管理等方面壁垒，在医疗联盟内实行医保总额付费等多种付费方式，运用医保经济杠杆和谈判作用，推动支付方式改革，实施基于分工协作的医保总额打包定额付费，推动医保从"保疾病"向"保健康"转变。构建病人、医院、社会利益共同体，为共建共享高效有序的分级诊疗服务体系营造良好的改革环境。二是以专病为切入点，使疾病诊疗进一步向精细化、在联盟内部进行分级诊疗，加强双向转诊，采取有效措施畅通双向转诊流程，市属公立医院优先将专科号源配置给社康中心，对社康中心上转的病人实行优先接诊、优先检查、优先住院。出台市属医院实施康复患者双向转诊工作等相关文件，落实将慢性病患者、康复期患者等及时下转至康复护理机构或社康中心。三是推行价格改革。不同级别医院价格拉开差距，推动单病种定价与包干付费改革，推动同级别医院同一病种同质同价。四是建立双向转诊考核机制。将社康中心首诊和双向转诊纳入社康考核，将双向转诊纳入三级医院绩效评价体系。五是建立三级医院专家巡诊制度。全市三级医院主治以上医生，每年每人至少到社康中心巡诊三次，医院分片包干，社康中心统筹协调排班，纳入社康和医院考核。六是适当调整三级医院服务效率。实行医生工作量和绩效奖励双封顶制度，降低医院、医生追求工作量和绩效的冲动，提高医疗服务质量。七是进一步探索互联网医疗生态体系，充分发挥"互联网＋"的优势，为患者提供更加专业的线上医疗服务及完善的体验式就医服务。通过建立区域性信息平台，实现电子病历的连续记录以及不同级别、不同类别医疗机构之间的信息共享，确保上下转诊信息畅通。借助互联网打破时间、空间的壁垒，使得专科联盟内合作医院的患者病情可以及时接受大专家的会诊，降低误诊率，提升患者就医体验。

二　解决市民看病贵问题

（1）遵循公立医院综合改革的总体思路，增加政府对公立医院的投入力度，对公立医院实施政府兜底，解决公立医院的商业化、市场化和企业化的问题，使公立医院回归公益性本质属性，将工作重点转移到提高技术和改善服务上来。

（2）创新医院管理制度，逐步建立以岗位绩效考核为主的分配模式。遵循"分配不与收入直接挂钩"的原则，探索和试行岗位绩效分配新模式；在绩效考核上更多地考虑公益性指标，弱化经济性，约束公立医院对利益的追求冲动，激励公立医院形成以公平、高效地提供公益性医疗服务，而不是以经营利润最大化为宗旨。

可以借鉴上海申康医院发展中心的"两切断、一转变"的绩效考核办法。"两切断"是指切断科室经济收入指标与医务人员考核之间的直接挂钩关系，切断医务人员收入与处方、检查、耗材等收入之间的直接挂钩关系；"一转变"是指转变科室收支结余提成分配的模式，其核心要素是岗位工作量，服务质量，病种手术难易度，患者满意度，医药费用控制，成本控制，医德医风，临床科研产出和教学质量等。使用这种绩效分配制度的终极意义在于凸显提高绩效不能单纯依靠工作量的增加，而是要导向病种结构转型，强调内涵建设，从而达到坚持公益性、保持高效率、调动积极性之目的。为此，深圳市公立医院对绩效考核和分配办法需要不断进行修改和探索，通过绩效的杠杆作用，促进医院转型发展。

（3）加快完善公立医院药品保障和集中采购工作。第一，解决使用主体和招标主体权责分离。使用药品的不管招标中标单位和价格，招标药品的不管药品质量和数量；生产药品的不管销售，销售药品的不管生产。权、责分离，质、量分离。药品购销改革的关键，是权、责回归，市场末端价格同城同价。第二，政府制定招标采购平台建设标准，如GPO平台建设标准，政府和企业都可按标准建设招标采购平台。第三，厘清招标采购主体责任。基本药物由医保部门负责招标采购，非基本药物由医院从多个平台选择，自主招标采购。第四，推进信息公开，公立医院采购的药价和药量要在医院网站公布，用量排行前十名的药品也要在医院网站公布。第五，通过市卫生计生委与省有关部门沟通，实现省交易平台数据与市监管平台数据对接，并为市医管中心设置相关权限账户，从而便于市医管中心对药品数据的收集、汇总、分析。

三　提升医疗技术和医疗服务水平

（一）全力加强高水平医院建设

一是争创省级高水平医院建设项目。医院管理部门指导各医院积极对接省高水平医院、高水平临床重点专科、精准医学创新平台建设项目。二是加强公立医院"三名工程"专家团队的引进与管理。强化工作落实、严格考核奖惩。医院通过高水平医疗团队的引进，不求所有，但求所用，充分发挥团队的帮扶带教作用，在几年内达到医疗技术和医疗临床科研水平的重大提升，形成一批专家带不走的中青年骨干力量。三是推动公立医院医教研产协调联动发展。对科研支出占业务支出的比重、每年新增国际（国家）发明专利数目；对带教本科生、研究生人次等考核指标做出量化并按照计划严格考核。四是实行品牌学科动态"准入"和"退出"制度。实施"期满目标＋年度目标"合约管理，考核结果与医院领导班子和学科带头人的聘任、绩效挂钩。五是提高学科建设团队意识。加强学科建设，减少部分专科声誉严重依赖个别名医专家的现象，建立师带徒机制，推动学科的传承发展。

（二）加强人才队伍引进与培养

一是着力抓好人才引进与储备。加大高层次医疗人才薪酬福利待遇的吸引力，为高级人才提供相关配套服务，帮助解决其落户、子女上学等后顾之忧；实施育才优才专项行动，加大对高、中、初级各类医疗卫生专业人才的引进力度（1500名）；增加市属医院三大规范化培训基地及其协同基地招录住院（含全科）医师规范化培训学员（600名）。二是强力抓好人才培养。设立人才培养专项基金，制订医院人才培训进修计划，为医护人才提供多维度多层次的培养平台和渠道，市属医院出国境培训进修（三个月以上的）不少于200人次，其中1年及以上的不少于30人次。三是加强和国内外著名医科大学的合作办医，借助大学丰富的人才培养资源和持续的人才储备能力为深圳公立医院输送所需的医疗卫生人才。

第二节　明确公立医院医疗改革和发展的方向

医疗卫生制度是现代国家制度一个非常重要的组成部分，医改走到今天，实际上考验的是我们的治理体系和治理能力。换句话说，医改是个窗口，能看出我们的宏观治理存在的问题。

一　改变医疗与医保的投资结构和投资对象

明确医疗领域是政府应尽的责任，解决该领域的市场失灵和政府缺位问题。调整政府投资全民医疗与医保的结构，逐步提高投资全民医疗的比例，与此同时，逐步降低投资全民医保的比例。

公立医院的功能定位务必以公益性为前提，政府要负起财政兜底责任和宏观调控管理责任，针对医疗服务市场的"市场失灵"和"政府失灵"双失灵现象，可以考虑引入竞争的基础制度环境，保留政府监管市场的有效手段，在政府失灵的领域引入市场机制，在市场失灵的环节政府强势介入，形成"有竞争的管理"，消除双失灵。

调整投资对象，改投资个人购买社会保险为投资于公立医院，解决体制机制不顺导致公立医院挣自己用税收办的保险，政府花钱多效益差的问题。

合理界定政府作为出资人的举办监督职责和公立医院作为事业单位的自主运营管理权限，明确政府及相关部门的管理权限和职责。建立考核评价问责机制，加强多方监管，要建立以公益性为导向的考核评价问责机制，加强对公立医院和院长的绩效考核，激发机构内部自主管理的活力，实现社会效益和经济效益双提升；构建综合监管体系，形成政府监管、行业自律、社会监督相结合的公立医院监管格局；实行医院相关信息的公开公示，并建立排名制度。

二　探索深圳特色的全民免费医疗制度

在改变医疗与医保的投资结构和投资对象，逐步提高投资全民医疗的比例与降低投资全民医保的比例的基础上，先行先试，大胆创新，探索深圳实施全民免费医疗制度，这也是新时期深圳作为经济特区应该担当的新的历史使命。

医疗卫生与老百姓的利益息息相关，医改做得好的不一定是有钱的地方，当初神木医改，财政部就有官员质疑，怎么能免费呢？全民免费是兜不住的。可是神木做到了，人均300元，县委书记和普通农民待遇一样。能不能实现全民免费医疗，关键就看地方领导把民生事业放在什么位置。以今天深圳的经济实力，完全具备了提供全民免费医疗的条件，政府有钱了，就是要给老百姓谋福利，让深圳市民充分享受到改革开放的成果，充分享受到医疗改革的红利。

政府加强顶层设计，提升政府治理水平，可对深圳实施的全民免费医疗制度选定一个区先行试验，再进一步推广。同时，政府制定科学实用的监管规则，严格管理与监督执行，提升深圳市民的福利水平。

第三节　深入公立医院管理体制改革

深圳市通过公立医院管理体制改革，在一定范围内取得了良好效果，但是，由于受深圳市公立医院管理体制改革的不彻底，医管中心管理公立医院范围和数量的约束，医管中心目前只管理市属14所公立医院，其他50多所公立医院并不在市医管中心管辖范围内，进一步改革公立医院医疗管理体制，扩大深圳市医院管理中心的管理范围，把区属公立医院和18家镇级医院纳入全市公立医院管理体系，交由医管中心统一管理是必然的选择。

一　由医管中心统一管理所有公立医院

学习香港医管局经验，从深圳市全市公立医院管理体制机制设计出发，将所有公立医院均交由医管中心统一管理，并成立区公立医院管理中心，代表政府负责对区属公立医院统一履行公立医院举办者和出资人职责，监管区属公立医院人、财、物等运行，负责区属公立医院的发展规划、章程制定、重大项目实施、财政投入、运行监管、绩效考核等。

二　重新整合全市医疗资源

在医管中心统一监管所有公立医院的管理体制下，重新整合全市医疗资源。推动结构性调整，优化医疗资源合理配置扩大办医机构"办医"范围，逐步将区域内各级各类公立医疗机构纳入管理范围，由办"院"转变为办"医"，在提升医院服务水平及业务量的同时，关注公立医院服务体系及其各组成医院的服务结构、管理结构、收入结构的调整，构建医院之间的转诊机制，促进分级诊疗在区域医联体之间的落实，合理配置医疗资源。加强全市医疗资源统筹管理，努力形成布局优化、分工合理、特色突出、高效协同的医疗服务新局面。

（一）加强市区两级公立医院的空间布局统筹

增加原关外区域公立医院数量，促进各公立医院（不论市属、区属）空间合理分布，同时加强市区两级医院的政策统筹，促进良性竞争。

（二）凸显专科医院特色

改变原来各公立医院大而全的发展模式，整合全市公共医疗资源，推动各大医院按专科特色重新进行分工布局，探索特色化、品牌化发展新路子。

（三）推进信息共享和检验结果互认制度

整合全市公共医疗信息平台、资源平台，实行病患信息在各公立医院之间的共享、互认，节约公共医疗资源，提高诊疗服务效率。

（四）将原关外18家镇级医院纳入全市公立医院管理体系

对于原关外18家镇级医院，力争在较短时间内扩大规模、提升档次，并将其纳入全市公立医院管理体系。

第四节　改革与完善现有公立医院管理制度

根据系统论观点，系统中的各个组成部分需要互相配合、协调，才能使得系统整体朝着目标前进。因此，现有公立医院管理制度在朝着现代公立医院管理制度行进的过程中，一定要注意公立医院管理制度中的各项制度均需要与公立医院改革方向、目标、模式、体制机制相匹配。鉴于当前深圳现有公立医院管理制度与实现公立医院管理制度改革目标尚有一定差距，通过前文对深圳现有公立医院管理制度的重新分类和系统剖析，针对各项制度存在的各种问题，笔者提出以下对策建议。

一　改革与完善公立医院经济管理制度

（一）调整收入结构

使政府投入、医保、商保、个人自费比例更加合理，医保报销比例逐步增加，个人自费比例逐步降低，促进医疗费用合理分担。

（二）调整支出结构

使人力成本支出比例逐步提高，运营成本不合理增长得到控制，浪费逐步减少；在降低药品、医用耗材费用和取消药品加成的同时，降低大型医用设备检查治疗价格，合理调整提升体现医务人员技术劳务价值的医疗服务价格，特别是诊疗、手术、护理、床位、中医等服务项目价格。改革价格形成机制，逐步减少按项目定价的医疗服务项目数量，积极探索按病种、按服务单元定价。逐步理顺不同级别医疗机构间和医疗服务项目的比价关系，建立以成本和收入结构变化为基础的价格动态调整机制。公立医院由政府投资购置的大型设备，按扣除折旧后的成本制定检查价格；对符合规划及相关政策规定的贷款或集资购置的大型设备，由政府按扣除折旧后的价格回购，回购有困难的限期降低检查价格。医疗服务价格、医保支付、分级诊疗等政策要相互衔接。

（三）调整收付费方式

实行按病种收付费，规范医疗机构诊疗行为，有效控制医疗费用不合理增长，减轻患者个人负担；患者病情较重等特殊情况花费较多可退出按病种收费。医疗机构实际发生费用低于病种收付费标准的，结余部分作为医疗机构的医务性收入，超出部分由医疗机构自行承担，各病种退出率严格控制在15%以内。患者自愿选择单人间、双人间以及特需病房，其床位费超出基本医疗保险支付标准部分，不纳入单病种限额标准，由患者个人负担。指定的植入类高值耗材价格和结算标准，按现行的医保政策规定计算；按病种收付费的病种全部纳入医保；鼓励将日间手术纳入按病种收付费范围。

（四）完善公立医院财务总监和总会计师制度

设立财务总监，指导、审计、评估、监督医院财务运行状况；医院设立总会计师，负责医院预算管理、全成本核算、运营风险控制、医疗费用控制、薪酬设计等；相关政府部门要从人员经费、编制、社保等方面做好制度设计，解决委派总会计师的后顾之忧。

二　改革与完善公立医院人事薪酬管理制度

（一）完善人事管理制度

1. "五定""三改"基本原则

"五定"：定基本岗位、定基本资格条件、定基本薪酬、定基本工作量、定基本考核要素；"三改"：改编制核定为岗位核定、改资格聘任为岗位聘任、改单一聘任为分类聘任。新医院一律去编制化管理，老医院不新增编制，冻结存量编制，逐步取消编制；实行全员聘用管理，建立新岗位管理体系，结合行业特点及实际工作需要进行岗位设置。

2. 改革聘任方式

改单一聘任为分类聘任：全职聘任、兼职聘任。其中，全职聘任方式下，医院负责全部社会保障福利及诊疗行为相关保险，不能多点执业。兼职聘任方式下，医院负责诊疗行为相关保险，不负责相关社会保障福利，可多点执业。

3. 促进医院管理团队职业化

医院领导班子成员及职能部门中层管理人员，从事临床工作每周不超过两个半天，不再额外享受薪酬。

（二）深化薪酬福利制度

1. 改革院长薪酬。制定全员收入分配办法，医管中心按照公开透明、简便易行原则，对院长实行年薪＋年度绩效＋任期目标考核奖励，院长参加临床工作不再领取任何报酬。

2. 改革管理团队薪酬。管理类职员按年薪＋固定绩效，参加临床工作不再领取任何报酬，改变以往行政管理人员绩效考核简单地以临床医技人员绩效分配结果为参照的模式，要将医院发展目标的实现程度、改革创新成效作为行政管理人员绩效考核的主要内容。

3. 临床业务人员实行岗位薪酬＋临床奖励绩效，逐步调整岗位薪酬与绩效的比例，以岗位薪酬为主绩效为辅。

三　改革与完善公立医院服务管理制度

（一）指导和督促公立医院制定医院章程

通过章程，明确公立医院的管理制度，规范内部治理结构和权力运行规则，建立健全内部激励与约束机制，在医院内部形成高效的决策机制和民主的管理制度，完善公立医院内部医疗质量安全管理、人力资源管理、财务资产管理、绩效考核、人才培养培训管理、科研管理、后勤管理、信息管理八大领域的管理制度建设，确保公立医院提供的服务优质、安全、高效、便民。

（二）加强深圳公立医院信息化建设

聚焦业务和管理需求，推广和大力发展云计算、大数据、物联网、互联网、视联网等新兴技术，继续完善以大数据、云计算为特征的数据中心、数据共享平台和互联互通信息体系，推进以数字化、移动医疗为特征的智慧医院、网络医院建设，建设综合性、智能化的市医管中心综合管理平台，提升全市医疗服务的整体水平，消灭信息孤岛降低各医院的运营成本、提高各医院的经营效益，推动公立医院的健康可持续发展。

（三）加强公立医院医疗质量与安全管理

加强基础质量管理，规范诊疗行为，确保医疗质量；通过对患者感受和患者体验的考评，持续提高医疗质量和服务能力。综合运用病例医疗指标评价管理、病种医疗质量管理、PDCA循环、全面质量管理、目标质量管理等现代医疗质量管理方法和工具，以患者利益为核心，持续提高公立医院服务能力和服务质量。优化和重构公立医院就医服务和后续就医服务流程，不断改善就医环境。促进门诊科室设置合理化，提升门诊信息化、智能化水平，推广和改善预约挂号系统，全面整治就医环境。

四 改革与完善公立医院政府监管服务制度

（一）深化基本医疗财政补助改革，提高补贴水平

1. 提高三级公立医院专科疾病诊疗财政补贴水平，提高妇幼、儿童、精神专科医院财政补贴水平。调整基本医疗服务财政补助结构，逐步提高三级医院的急诊、住院补助水平，将三级医院诊疗急危重症和疑难复杂疾病的指标纳入财政补助核补系数。

2. 暂停民营医院基本医疗财政补贴，改为以创等级医院及重点专科建设奖励为主，促进其高端技术及高端服务发展。

3. 增设个体诊所及门诊部基本医疗财政补贴，扩大诊所及门诊部基本医疗服务，发挥分级诊疗作用，促进医疗机构提供同质同价的基本服务，体现可及性及均等化。

（二）全面完善医保体系，促进医疗保险改革

1. 改革医保监督模式，从监督总额向监督过程转变，规范医疗机构及医生的医保行为。在稽查对象上，将基层医疗机构、定点零售药店、参保人员、医务人员等各列为单独稽查板块；在稽查重点上，对一卡多用、频繁刷卡、过度医疗、超规定开药等行为重点排查；在稽查方式上，运用账面排查和抽样调查，智能网络稽查和实地核查，单部门稽查与多部门协同稽查等多方式组合联动。

2. 建立医疗保险与养老保险的互溢机制。一年度未住院使用过医保基金的，可按一定比例溢出到其本人养老保险账户，奖励注重健康人群，以促进从疾病诊疗向健康促进转变。

3. 改革定价机制和医保支付方式。在级别越低的医疗机构，基本医疗报销比例越高；在级别越高的医疗机构，基本医疗报销比例越低。全面推行以总额控制为基础的医保付费方式改革，积极推进按病种付费为主、按疾病诊断相关分组（DRGs）付费、按床日付费、按人头付费为补充的多元复合支付方式。合理运用单病种包干付费方式，适当提高中医适宜技术报销水平。

4. 加快医联体内医疗保险的改革，按机构分级病种分类原则调整医疗保险报销比例。

5. 丰富商业保险服务。改革医责险险种，促进医院、医生广覆盖；增设医疗意外险，分担医院、医生、患者的医疗风险；鼓励商业医疗保险购买医院高端服务，制定商保准入门槛。

第五节　构建和谐医患关系制度体系

一　深圳医患关系不和谐的原因分析

造成深圳市属医院医患矛盾的原因何在？

（一）深圳目前还未形成医患双方互相信任的人文氛围

医患双方信息不对称，具有信息优势一方患者的代理人（医生）利用信息优势谋取自身利益，从而产生道德风险问题；更严重的是，医生通过寻租等方式形成利益集团，损害患者权益，这是患者不信任医生的根本原因。而医生不信任患者，很大程度上是因为数据信息时代下患者及其家属获得信息来源的渠道和途径变得丰富，容易受到所获信息的影响，医疗救治的配合度下降，另外，利益驱动下一些专业医闹团队的存在，杀医涉医事件的存在也使得医生面对患者时心态紧张，最终导致医患双方相互不信任。此时，一个独立的第三方调解机构显得非常必要。它可以公平公正地调解一些医疗纠纷，把纠纷的处理地从医院搬到第三方机构场所，在不影响医院正常运行的前提下妥善处理好医疗纠纷，维护好医患双方权益，达到三方共赢。

　　（二）深圳目前还没有建立起政府强力作为的医疗风险分担机制

　　综观国内医疗纠纷处理较好、医患关系较和谐的地区，均具有政府一把手负责、多部门联动、强制推行等特点。从制度经济学制度变迁理论来分析，制度变迁分为诱致性变迁和强制性变迁两种类型。国家作为强制性制度变迁的主导力量，在社会保障制度改革和构建和谐医患关系攻坚时期，可以利用自身具有的强制力和"暴力潜能"的优势，采取强制性制度变迁的方式，强制推行政府有效干预的医疗责任险统保制度，降低制度变迁的社会交易成本。

二　构建深圳和谐医患关系的对策建议

　　（一）建立第三方医疗纠纷人民调解机制

　　借鉴广东医调委做法，建议成立深圳市和谐医患纠纷人民调解委员会，注重吸纳具有较强专业知识和较高调解技能、热心调解事业的医学专家、法官、检察官、警官，以及律师、公证员、法律工作者和人民调解员尤其是离退休专家作为调解委员会的调解委员。经人民法院确认后的调解协议具有强制执行力。

　　（二）构建政府有效干预的医疗责任险统保制度

　　借鉴天津、宁波、广东等医责险做法，积极探索建立医疗责任保险制度，通过医师责任保险和健康险等商业保险的风险分担机制，将医疗风险责任社会化。建立政府干预机制和医疗风险分担机制，为医生购买医疗责任险，严格执行医疗安全规章制度。可借鉴航空、运输、交通等高风险行业做法，建立社会强制保险机制，为医务人员办理职业风险保险，患者在诊疗活动中必须承担少量保险费用，以形成由社会、医院、医师共同承担的风险分担机制。建议由卫生行政管理部门牵头，由市医管中心负责或委托相关组织负责医责险统保工作，确立以某个保险公司为首的几家保险公司组成的共保体，对医责险赔付机构的责任地位进行确认，确定参加医疗责任保险的医疗机构发生医疗纠纷后的赔偿金额。

市人民政府应当督促有关部门依法预防医疗纠纷，协调解决医疗纠纷预防中的重大问题。卫生行政部门负责指导、监督医疗机构做好医疗纠纷的预防与处置工作，督促指导医院深入开展进一步改善医疗服务行动，加强医疗质量安全管理；司法行政部门负责指导医疗纠纷人民调解工作，加强构建和谐医患关系的立法保障；公安机关负责维护医疗机构治安秩序，并对医疗机构内部治安保卫工作进行监督和指导；保险监督管理机构依照国家有关规定负责兼顾管理医疗责任保险工作，努力做好市民的"安全网"兜底角色，有效分散单个患者的医疗费用负担，同时将医患之间的直接经济关系转化为保险公司与医院的经济关系，淡化医患之间的经济关系，促成相互信任、相互配合的和谐医患关系。

（三）完善诉讼解决机制

目前，不少诊疗数量较多、医疗条件较好的、发生医患纠纷较多的医院所在的地区人民法院已尝试设立专业的审判合议庭，由具备一定专业知识且长期处理医疗纠纷的法官来审理此类型的案件。还有些法院也在尝试吸收医学方面的专业人士做陪审员参与审理案件。据此建议设立专门的医疗纠纷调解部门，这样能更专业、快速处理相关纠纷，减少有关诉讼数量，对法院的负担也能稍微减轻。因此，在深圳市法官队伍建设中吸收并培养具备医疗和法学知识的复合型人才十分必要。

（四）完善相关法律法规

目前我国出台了一系列处理医疗纠纷的相关法律法规，这对于公正、公平地解决医疗纠纷，切实保护医患双方的合法权益有着极为重要的作用，但是处理医疗事故纠纷的法律法规体系建设还处于初始阶段，与美国、英国等发达国家相比仍有一定的距离，尚未形成完善的法律体系，无法满足医疗纠纷诉讼的需求，因此应进一步完善相关法律、法规。如委托异地调解、鉴定制度，当患方对该地区医疗纠纷调解、鉴定人员进行质疑时，该地区又不能更换调解、鉴定人员，可以采取委托异地鉴定制度。再如合理的上报医疗纠纷制度，为了使医患双方之间的自行和解、卫生行政部门的调解还有第三方调解等解决机制能够有效衔接，并使医疗纠纷发生后能够得到及时解决，医疗机构应建立合理的医疗纠纷预警制度，根据卫生部等国家规定和实际情况，制定和完善"医疗安全不良事件上报制度"，促进医疗纠纷处理规范化，完善医疗纠纷的资料管理等。

第八章 对全国建立健全现代公立医院管理制度的展望

健康是国家全面建成小康社会目标和人民大众追求幸福生活的核心内容。李克强总理多次强调，"医改要从老百姓最关心的问题突破"。公立医院的改革与发展是新医改的核心和重心，而建立让群众满意、放心的现代公立医院，必须要有现代公立医院管理制度作为支撑。因此，切实有效推进中国特色现代公立医院管理制度建设，不仅关系到公立医院的发展，而且关系到全民健康目标的顺利实现。

我国当前现代公立医院管理制度在建立过程中还存在较多问题：医院公益性模糊、定位不准确，影响医院的科学发展；管理体系上存在管办不分、政事不分的问题，医院缺乏真正的经营自主权；医院内部治理结构不清晰、日常运行和管理效率低下；与医院管理相关的法律体系不健全、依法治院缺乏法律依据等。

基于国内外典型模式和深圳的经验，本书对我国现代公立医院管理制度的构建和改革做了思考和总结，从现代公立医院管理制度的外部体系、内部机制以及该制度的配套体系三大方面提出共十五点思考和建议，希望能对国内其他地区构建现代公立医院管理制度起到一定参考作用。

第一节 畅通构建现代公立医院管理制度的外部体系

一 明确医院所有权管理

明确医院管理责、权、利的划分，真正实现《国务院办公厅关于建立现代医院管理制度的指导意见》（国办发〔2017〕63号）中所要求的"政事分开""管办分开"。实现外部管理权责统一，医院产权归政府所有，明确政府作为出资人的权利。卫生计生部门受出资人委托对医院进行行业监管。成立医院管理委员会和医院管理中心，代表政府承担举办公立医院的职能，对公立医院服务效率、资产安全和履行公益性责任实行出资人监管，并根据规划落实公立医院发展的资本性投入。

二 建立和落实出资人制度

实行理事会监督下的院长负责制。医院院长作为医院的独立法人，拥有经营自主权和决策权。加大医院经营自主权，医院实行契约管理，明确医院院长作为独立法人和主要行政负责人的地位，赋予以其为核心的医院管理团队充分的自主权。同时发挥基层党组织的政治核心和监督保障作用，保障党的政策方针在医院贯彻实施。建立以公益性为核心目标的绩效考核制度，完善职代会民主监督和社会公众监督对医院和院长的监督考核机制。

强化对医院整体的绩效评估。以体现公益服务性和提高群众满意度为导向，针对不同类别、级别、规模的公立医院，拟定和实施公立医院绩效目标体系和考核办法，使评估指标更好地体现公立医院的公益性、社会责任、学科建设、医疗质量、成本效益、公共卫生、优质服务等目标。市、区卫生行政部门按照分工每年对公立医院考核一次。建立公立医院公益性目标绩效评估指标体系，每年考核一次。考核结果作为核定基本医疗服务财政补助经费的重要依据，与医院领导班子的年度考核、委托经营权挂钩，连续两年考核不合格，政府有权取消医院运营组织的受委托经营管理权。

三 加强公立医院的多元监管激励机制建设

公立医院的监督激励机制建设可以用行业监督、社会监督、卫生行政部门监督、理事会监督、党群监督等相结合的方式进行。

充分发挥行业协会、新闻媒体等社会组织的监督作用，主动接受其监督指导，改进管理和服务缺陷，保障医疗质量和医疗安全；坚持"以病人为中心"和群众参与监督的导向，实施"医务公开""院务公开""信息披露"制度，向社会公布公立医院服务质量、收费水平、服务项目等信息，让病人充分行使对医疗服务的选择权，促进公立医院规范经营管理、持续改进服务和提升工作效率。

建立国有资产信息化管理系统和公立医院资产明细账，对公立医院国有资产进行动态管理；监督医院严格执行医院会计制度、医院财务制度，确保医院资产安全、完整。公立医院对国有资产有保值的职责，公立医院若违约或违规处置国有资产，政府有权中止合同，收回管理权。向公立医院派驻总会计师，建立总会计师派驻制度。授权其参与医院的财务管理，审查会签医院所有财务支出；监督医院执行年度预算审批制度、建设项目报批制度，及时向社会公开财务制度和收入情况。卫生行政部门聘用总会计师参与各公立医院的财务管理，加强预算、成本管理和财务分析。

四　在医改大背景下重新思考公立医院医疗服务

最近大部制改革下新成立的国家医疗保障局，目的主要有三方面。第一，统一制度，把原来不同政府部门分管的不同形式医保制度整合起来，不断提高医疗保障水平；第二，适应医保特殊性、专业性需要，确保医保资金合理使用、安全可控；第三，发挥医保在资源调配中的枢纽性、决定性作用，统筹推进医疗、医保、医药三医联动。这一项重大机构改革，与国际上强调医保战略性购买职责的发展趋势相呼应，也借鉴了三明医改的成功经验。医保部门将会做出系统的、积极的努力来购买服务，而不再是被动买单。各级各类医疗机构应主动适应这一趋势，明确功能定位，控制成本，提升效率，提高质量，共同为群众提供公平可及、优质高效的医疗卫生服务。

第二节　健全现代公立医院管理制度的内部机制

一　建立健全法人治理制度

建立完善的法人治理结构，医院决策权、监督权和执行权相互独立、相互制衡。一方面，公立医院彻底实现"政事分开"，拥有独立的法人财产权、经营权、人事自主权利、薪酬分配和绩效考核等实际权力，政府依法对公立医院实施监督和管理；另一方面，理事会作为公立医院法人治理制度的核心，是由医院产权所有人和各利益相关群体共同组成的独立决策机构，能够充分体现政府作为出资人对医院的监管作用，同时也是民主集中制在医院运营中的具体体现，有利于提高公立医院的管理效率，促使公立医院运营与政府监管目标相一致，维护公立医院公益性。

二　建立现代财务制度

第一，实施卫生计生行政部门向公立医院派驻总会计师制度，加强对国有资产的监管，保护国有资产安全，坚持公立医院的公益性和非营利性。同样，社会资本办医院健全医院财务资产管理，有利于维护其出资人的利益，保障医院的有效运行。第二，加强预算管理和财务分析，防范财务风险，坚持以收定支、收支平衡，保证医院的资产运营健康、平稳，其收入用于医院的发展而不以营利为目的。充分发挥全成本核算的优势，进行合理的医院财务风险管理。

三　提高医务人员的薪酬待遇

通过合理的人事薪酬制度设计，建立适应医疗卫生行业特点的薪酬制度，调动医务人员工作积极性，实现公立医院的公益性。一是建立稳定、较高薪酬的投入保障制度，逐渐提高医院薪酬水平，充分体现医务人员劳动价值；二是改进医务人员工资结构，打破按职称、按级别管理的工资制度，以工作岗位，风险度，工作量和强度等要素确定薪酬等级；三是坚持公立医院公益性，完善医院绩效管理体系。

四　建立现代医院医疗质量与安全管理制度

一是加强基础质量管理，落实医疗质量与安全的核心制度保证医疗质量与安全。二是医疗质量和服务能力可综合运用病例医疗指标评价管理、病种医疗质量管理、PDCA 循环、全面质量管理、目标质量管理等现代医疗质量管理方法和工具不断加以提高。

五　制定医院章程

《国务院办公厅关于建立现代医院管理制度的指导意见》首次提出各级各类医院应制定章程，医院要以章程为统领，规范内部治理结构和权力运行规则，提高医院运行效率。

医院章程的制定应接受统一指导。章程应体现医院出资人的意志，应保证党的政治核心作用及民主管理，保证医院内党组织发挥政治核心和监督保障作用，形成党委、纪委、工会等部门共同对院长及其行政班子进行约束与监督机制；鼓励医院结合实际情况制定本院章程，体现治院特色，避免趋同；鼓励医院全员参与医院章程的制定与修订；医院章程聚焦于医院的内部治理，推动医院创新管理体制；医院章程应成为现代医院管理制度建立的"基本法"，使医院的科学管理有章可循；要建立健全医院章程实施的监督机制；要充分保障医院章程的效力。

六　深化改革公立医院绩效管理

医院是知识密集型服务行业，医务人员作为知识型员工，医务人员的价值必须得到体现，不能简单地将公益性医院与低收入画等号，只有医务人员的价值充分回归，才能调动他们的积极性，更好地为病人服务。绩效管理作为最有价值的管理手段，医院需要寻求一种既能调动医务人员积极性和主动性，又符合"公益性"的绩效管理办法，体现向一线医务人员倾斜，向重点科室、贡献大的人员倾斜，充分调动员工积极性，激励员工在临床、科研、教学、管理方面全方位发展，全面提高医院的运营水平和服务能力，促进医院的可持续发展和实现员工的个人成长。

七　推进院长职业化

院长职业化是深化公立医院综合改革中提出的建立现代医院管理制度，完善法人治理结构的途径之一，要求院长必须经过职业化正规培训，通过相关考核，从而获得从业资格，但目前公立医院院长是中国风险程度最高的职业之一，承受着巨大的职场压力。所以推进院长职业化必须形成对医院经营者的有效激励机制。在多层委托—代理关系中，越是上层管理人员，对其监督与激励就越关键。否则上层管理者的激励约束不足，将导致其以下的各层代理人得不到必要的监督与激励。因此，只有职位越高的监督者获得的收入越多，才能使监督有充分的激励，使科层组织运转更有效。一是逐步取消医院的行政级别，即去行政化。推行综合配套改革，建立"以事定费、以费养事、以事养人"的人事管理新机制。逐步取消传统的编制，医院自主设置岗位和聘用条件，实行全员聘用、岗位管理；建立规范合理的人才评价体系，通过自主招聘、考核上岗，优胜劣汰，评聘分开、竞聘上岗等选拔优秀人才；建立绩效考核体系，量化指标、严格考核，考核结果与院长任免、奖惩、财政补助、工资水平挂钩。二是面向市场公开招聘院长。医院管理委员会应对院长建立绩效评价体系和设置评价指标，通过绩效考核支付院长的薪酬给付，探索实施院长目标年薪制。

八　加快医院信息管理制度建设

医院信息化发展是现代医院管理制度的重要支撑和保障，是医院可持续发展的现实需要。现代医院管理制度下医院信息化建设推进机制对策：（1）政府层面：当好掌舵人。现代医院管理制度建立的首要任务就是明确政府职能，在医院信息化建设中政府应尽到定标准、管投入、抓监督等的主体责任。（2）医院层面：创新医院治理机制。医院要积极推进治理改革，医院信息化组织机构优化与重构，合理规划与完善信息化配套制度建设。（3）科室层面：提升执行层素养。加强信息部门服务能力，提高全院员工信息化素养，开展信息化绩效自我评价。

第三节　加强现代公立医院管理制度的配套体系建设

一　加强医疗资源的合理配置和分布，推进分级诊疗体系建设

规范顶层制度设计，健全医联体的运行机制，必须制定倾向于基层的医保政策，在现有医保政策基础上大幅度提高基层医疗机构的医保报销比例，扩大二者之间的补偿差距，发挥医疗保险的经济杠杆作用，对高级医疗机构患者进行分流，并将其吸引到基层。用体制机制改革推进医联体建设。增加对医联体内各级医院服务指标的考核机制，包括就诊人数、收入支出分配比、利润总额增量等，规定基层医疗机构所占医疗资源的最低比例，以确保真正强大基层医疗机构这一基石。完善医生多点执业配套政策。积极培养优质全科医生，发展全科医学，并制定相关政策。积极鼓励医师多点执业，实现医生由"单位人"向"社会人"的转变，吸收一批兼职医师带动基层医务人员全科化。实行等级制执业医师考核，设置全科医师考核和专科医师考核两种考核方式。政府加强对基层的扶持。在加大医疗硬件投入、资金投入的同时约束机制和激励机制并行，引导三甲医院医疗技术人才下沉。借助大数据平台实现医疗信息的共享。

二　平衡市场与政府力量，帮助公立医院回归公益性

首先，重新思考公立医院功能定位。这是政府管理公立医院的前提基础。除维持和强化政府职能转变，继续推行"管办分开"外，公立医院的功能定位需要重新站在战略层面思考。公立医院的

功能定位务必以公益性为前提，这就要求政府始终要负起财政兜底责任和宏观调控管理责任。其次，针对医疗服务市场的"市场失灵"和"政府失灵"双失灵现象，可以考虑引入竞争，保留政府监管市场的有效手段，在政府失灵的领域引入市场机制，在市场失灵的环节政府强势介入，形成"有竞争的管理"，消除双失灵。最后，要明确有关医疗机构的法律主体地位，优化医疗资源的配置效率，保证最基本的公益性医疗服务供给，并由以存量为基础的静态管理向以需求为导向的动态管理逐步过渡，以医疗为中心的医院管理向以健康为中心的医院管理过渡。

三　完善医疗纠纷解决机制，共同构建和谐医患关系

一是建立医疗事故保障制度。借鉴天津、宁波、北京等我国第三方机构医疗纠纷中处理较好的模式，我国应建立起医疗事故保障制度，通过医责险等制度，建立公立医院与保险机构的联系，并依靠保险公司的赔付共同分担医生的职业风险，减轻医院的负担。

二是互补运用诉讼与非诉讼纠纷解决机制。可考虑在法院中设立专门的医疗纠纷调解部门，加强法院对调解组织的指导，进一步提高调解组织的能力。仲裁也可以引入医疗纠纷解决机制，建议考虑扩大仲裁的范围，成立专门的医疗纠纷仲裁部门，并聘用医学和法律专家来担任仲裁员，采用实时监管策略，及时提交审判庭无法仲裁的情形，防止纠纷的拖延及恶化。强化沟通机制，加强审判庭与仲裁庭之间的互通。

三是建立健全人民调解制度。组建医疗纠纷人民调解委员会，吸收法律专家、医学专家作为调解委员，调节委员经过调节做出调解协议。经人民法院确认后的调解协议具有强制执行力。

四是改革行政调解。我国卫生行政部门在处理医疗纠纷上具有独特的优势，因为它可以对医疗机构和医务人员进行监督处理，对纠纷的调查也极为便利，是非诉讼解决机制中的一种十分重要的方式。但是现行的法律制度中行政调解仅限于医疗事故，建议取消，同时建议有一方申请行政调解，在医疗纠纷发生后，卫生行政部门就予以受理，处理纠纷时均应公开人员组成、程序等信息，全程透明，强化当事人的主导性，完善行政调解的公正性。

结束语

　　深圳公立医院管理制度构建是完善现代社会治理的重要组成部分，是一项持久全面的医疗改革系统工程，在明确改革的方向和目标的前提下，政府必须以人民健康为核心，采取强制性制度变迁的方式打破各种利益集团的利益障碍，充分借鉴国内外的成功经验和教训，先行先试，大胆创新，探索具有深圳特色的现代公立医院管理制度，勇于担当新时代深圳经济特区的新使命。

　　建立现代医院管理制度是完善现代社会治理改革的重要组成部分，是一项持久全面的医疗改革系统工程。它不仅是卫生系统本身的变革，也涉及社会多部门、多领域的共同参与，这就需要我们注意处理政府与市场的关系、注重处理集权与制约的关系、注重医院管理的国内外经验交流，关注健康产出、关注公平与效率、关注利益均衡、关注三医同步推进；需要我们通过绩效考核、收费方式、支付方式等一系列调整，以人民健康为核心，将医院利益、患者利益和政府利益绑定在一起，朝着一个方向去努力；广开言路，高层论证，及时消除改革阻力，扎实推进，按时保质地落实好这项改革工作。

附录一 深圳市属公立医院 2018 年运行绩效考核评分体系

一级指标	二级指标	三级指标	分数	评分标准	指标说明
质量与管理（28分）	1. DRG 分析指标（6分）	1. DRG 组数	1	综合性医院 DRG 组数用所有综合性医院排名得分，数值最高的医院得最高分 1 分，其他医院与最高分相比折算得分。中医院、专科医院 DRG 组数用每家医院近两年数值进行比较，达到上年数值的 80% 得 0.9 分，每升高或降低 5%，增加或减少 0.05 分。	DRG 组数用于考核医院治疗病例所覆盖疾病类型的范围广度。
		2. CMI 值	3	综合性医院 CMI 值用所有综合性医院得分，数值最高的医院得最高分 3 分，其他医院与最高分相比折算得分。中医院、专科医院 CMI 值用每家医院近两年数值进行比较，达到上年数值的 80% 得 2.7 分，每升高或降低 5%，增加或减少 0.15 分。	CMI 值用于考核医院治疗病例的平均技术难度水平。
		3. 费用消耗指数	1	费用消耗指数和时间消耗指数用所有综合性医院（或专科医院）排名得分，数值最低的综合性医院（或专科医院）得最高分 1 分，其他综合性医院（或专科医院）与最高分相比折算得分。康宁医院用近两年数值进行比较，达到上年数值的 80% 得 0.9 分，每升高或降低 5%，增加或减少 0.05 分。	费用消耗指数用于考核医院治疗同类疾病所花费的费用水平。
		4. 时间消耗指数	1		时间消耗指数用于考核医院治疗同类疾病所花费的时间水平。

续表

一级指标	二级指标	三级指标	分数	评分标准	指标说明
质量与管理（28分）	2. 住院病人核心诊疗质量（6分）		6	使用《直属医院住院病人核心诊疗质量考核表》对各医院核心质量进行考核。每季度确定不同病种进行考核，计算平均分后折算。	住院病人核心诊疗质量考核是对质量管理的重要抓手，每季度按照不同病种抽取一定数量病例，重点选取死亡或病重、病危的、住院时间长、费用较高的病例。组织质控专家和临床专家对每份病历分别打分，计算平均分进行综合评价。
	3. 院感控制（6分）		6	1. 每年确定不同主题进行专项考核。联合市疾控中心开展医务人员手卫生、内镜室、口腔科、血透室、ICU进行监测。计算平均分后折算计入总分。2. 医疗质量巡查院感项目得分按照3分折算计入总分。	1. 联合市CDC采用飞行检查的方式对市属医院进行专项院感检查，每项专项分数满分100分，计算所检查项目的平均分后按照3分进行折算。2. 根据2018年度医疗质量巡查中院感部门的检查成绩折算，按照3分计入总分。
	4. 临床路径管理（3分）	出院患者按临床路径管理比例	3	出院患者按照临床路径管理的比例达到50%的医院得3分，低于50%的按照比例折算得分。	1. 现场查病案或临床路径系统数据，统计出院患者按临床路径管理比例（A）=出院病例总数中按临床路径管理的病例数/出院病例总数。2. 从上述按临床路径管理的病历中抽查100份病历，核查开展临床路径的实际情况，临床路径核查符合率（B）=符合临床路径管理的病例数/100。3. 实际出院患者按临床路径管理比例=A×B。以实际出院患者按临床路径管理比例计算本项得分。

续表

一级指标	二级指标	三级指标	分数	评分标准	指标说明
质量与管理（28分）	5. 合理用药（3分）	1. Ⅰ类切口病历抽查抗菌药物预防使用率	1	1. Ⅰ类切口病历抽查抗菌药物预防使用率≤30%，达标者得1分，不达标者不得分。	Ⅰ类切口病历抗菌药物预防使用率＝Ⅰ类切口病历抗菌药物预防使用病例数／Ⅰ类切口病历抽查病例总数。
		2. 住院病人抗菌药物使用率	1	2. 住院病人抗菌药物使用率与目标值相同，得1分；每高于上年1个百分点，扣0.1分，扣完为止。	住院病人抗菌药物使用率＝住院病人抗菌药物使用病例数／抽查住院病例数。
		3. 住院病人抗菌药物使用强度	1	3. 住院病人抗菌药物使用强度低于目标值的得1分；每高于目标值1个百分点，扣0.1分，扣完为止。	住院病人抗菌药物使用强度＝住院患者抗菌药物消耗量（累计DDD数）／同期收治患者人天数×100。注：同期收治患者人天数＝同期出院患者人数×同期出院患者平均住院天数。
	6. 护理质量（2分）		2	采用《直属医院护理风险防控考核评价表》进行现场考核，按照百分制评分85分及以上为A级，75—84分为B级，65—74分为C级，65分以下为D级。按满分2分折算后计入总分：A级折算分为2分；B级折算分为1.7分；C级折算分为1.5分；D级折算分为1.3分。	对护理临床工作中存在高风险的环节进行重点评估，考核各医院护理工作质量及风险防控能力。

续表

一级指标	二级指标	三级指标	分数	评分标准	指标说明
质量与管理（28 分）	7. 品管圈活动（2 分）	1. 护理类品管圈活动开展情况	1	护理类品管圈活动开展情况，分值为 1 分，专家依据《直属医院护理品管圈活动考评价表》进行扣分。	考核内容包括组织落实、培训教育、活动实效、检查和奖励四个方面。
		2. 非护理类品管圈活动开展情况	1	非护理类品管圈活动开展情况，分值为 1 分，专家依据《直属医院非护理品管圈活动考评价表》进行扣分。	
创新发展（28 分）	8. 人才引进与培养（8 分）	1. 高层次人才引进和培养	5	在数据采集时间段内每百名卫生技术人员引进（培养）高层次人才数量：每引进（培养）1 名高层次人才：孔雀 A 类人才记 3 人次，孔雀 B 类人才记 2 人次，孔雀 C 类人才、I 类实用型人才记 1 人次，孔雀 D 类人才、II 类实用型人才记 0.5 人次；每引进（培养）1 名重点学科带头人：国家级记 2 人次，省级记 0.5 人次（科室负责人）。相加再除以在岗卫生技术人员总数后乘以 100，即为得分。人次最高者得满分；达到市属医院平均值 4 分；低于平均值的按达到平均值的比例得分；高于平均值的按照 4 分＋与最高分比值得分评分。	考核材料以人才认证证书（通知）或相关奖项证书落款时间为准，学科带头人以任职文件落款时间和学科认证落款时间综合判定。实用型人才引进由主管部门统一给分，单位无须上报材料。上述人才引进认定范围为在岗员工，柔性引进或签订劳动合同人才、未正式引进入编或奖项的不予计分。未提供相应证书或奖项的不予计分。

一级指标	二级指标	三级指标	分数	评分标准	指标说明
	8. 人才引进与培养（8分）	2. 赴外培训、进修情况	3	每百名卫生技术人员赴外培训、进修人次。境内：6个月以下不计分；满6个月的计1人次，满1年的计2人次；境外：3个月以下不计分，满3个月的记1人次，满6个月的记2人次；1年的记4人次。相加再除以在岗卫生技术人员总数后乘以100，即为得分。达到目标值的，得3分；低于目标值的，得目标值的比例得分。（3个月为90天，6个月为180天，1年为360天）	专科进修、培训天数根据培训协议、通知、结业证书等确定。不含住院医师规范化培训学员的培训情况。同一人同一培训进修事项不重复计分；未提供培训、进修证明材料的不予计分。
创新发展（28分）	9. 科教绩效（11分）	1. 新增国家级、省级高层次科研项目、国际/国家发明专利；获得国家药物临床试验医疗器械机构或医疗器械临床试验机构	2	新增国家级项目（含国家自然科学基金及科技部、教育部、卫计委、中医药管理局等部委设立的科研项目）每个计0.5分，新增国家级项目的子项目，国际/国家发明专利每个计0.25分；新增国家国家药物医疗器械医疗器械临床试验机构每个计0.5分，现有国家药物临床或医疗器械临床试验机构每个计0.25分。新增省级项目（不含子项目）每个计0.2分。此项最高得2分。	新增国家级、省级，国际/国家发明专利，获得国家药物临床试验机构或医疗器械临床试验机构以提供的证明材料为准，包括批复通知、正式授予证书/通知等，且颁发或批复复时同需在本考核要求统计时段内。专利只有发明类专利纳入计分，通知书不纳入计分。

续表

一级指标	二级指标	三级指标	分数	评分标准	指标说明
创新发展（28分）	9. 科教绩效（11分）	2. 每百名在岗医生及医技人员及获得政府及各级中华医学会、中华中医药学会颁发的科研奖励数	2	每个国家级一、二、三等奖第一负责人计30分、25分、20分，第二及以后负责人计25分、20分、15分。每个省级一、二、三等奖第一负责人计20分、15分、10分，第二及以后负责人计15分、10分、5分。每个市级奖励计5分。相加再除以在岗医生及医技人员数后乘以100，即为得分。得分最高者得满分；达到市属医院平均值的按达到1.8分；低于平均值的按照1.8分÷平均值的比例得分；高于平均值的按照1.8分+与最高分比值得分评分。	科研奖励以中华医学会、中华中医学会、中华中医药学会、中华预防医学会、中华预防医学会颁发为准。颁发证书时间需在考核时间段内。公式：1.8+（指标值－平均值）/（最高值－平均值）×0.2。
		3. 每百名在岗医生及医技人员科研项目经费	2	经费总和除以在岗医生及医技人员总数后乘以100，即为指标值。得分最高者得满分；达到市属医院平均值的得1.8分；低于平均值的按照1.8分÷平均值的比例得分；高于平均值的按照1.8分+与最高分比值得分评分。	科研项目经费不包括实验室建设经费及三名工程经费，包括资助及配套经费，横向经费。公式：1.8+（指标值－平均值）/（最高值－平均值）×0.2。

续表

一级指标	二级指标	三级指标	分数	评分标准	指标说明
创新发展（28分）	9. 科教绩效（11分）	4. 每百名在岗医生及医技人员SCI影响因子数和中文核心期刊论文数	2	1. SCI影响因子总和除以在岗医生及医技人员总数后乘以100，即为指标值。得分最高者得满分；达到市属医院平均值1.8分；低于平均值的按照1.8分与最高分比值得分，1.8+（指标值-平均值）/（最高值-平均值）×0.2。中文核心期刊计算公式：高于平均值的按照0.9分+与最高分比值得分。	SCI影响因子数占2分，中文核心期刊论文数占1分，系第一作者或通讯作者才纳入评分；SCI影响因子计算公式：指标值/平均值×1.8；高平均值的按照1.8分+与最高分比值得分评分，1.8+（指标值-平均值）/（最高值-平均值）×0.2。中文核心期刊计算公式：指标值/平均值×0.9；高于平均值的按照0.9分+与最高分比值得分
			1	2. 中文核心期刊论文篇数除数后乘以100，即指标值。得分最高者得1分；达到市属医院平均值0.9分；低于平均值的按照达到平均值的比例得分，高于平均值的按照0.9分+与最高分比值得分评分。	评分，0.9+（指标值-平均值）/（最高值-平均值）×0.1。（注：第一作者与通讯作者得分相同） 备注：各医院需提供由市医学信息中心出具的"医药卫生科技引文检索报告（以考核时间段为准）"。
		5. 每百名在岗医生及医技人员带教实习本科生数、研究生数	2	每百名在岗医生及医技人员带教实习本科生数、研究生数：带教本科生、研究生数均按照以下规则评分：得分最高者得2分；达到综合/专科医院平均值1.8分；低于平均值的按照达到平均值的比例得分，高于平均值的按照1.8分+与最高分比值得分评分。全日制学生才纳入带教人数。	大专等非本科生非研究生的实习生带教，及规范化培训医生的带教不纳入带教实习本科生数、研究生数计算。 计算公式：指标值/平均值×1.8；高平均值的按照1.8分+与最高分比值得分评分，1.8+（指标值-平均值）/（最高值-平均值）×0.2。 备注：统计时点为2018年3月31日。

续表

一级指标	二级指标	三级指标	分数	评分标准	指标说明
	10. 学科建设（6分）	1. 品牌学科建设	5	市医管中心对各院品牌学科建设进行年度评估，根据评估结果予以赋分，评估得分最高者得 5 分，其他单位按与最高分的比例折算得分。	医管中心对医院品牌学科建设情况进行专项评估，并将专项评估结果按照满分 5 分进行折算。品牌学科明确为《市医管中心关于公布品牌学科和医学科技创新平台建设单位名单的通知》（深医管发〔2016〕79 号）中所确定的品牌学科。
		2. 专职科研人员配备	1	每个品牌学科，市级及以上重点学科必须配备至少 1 名专职科研人员（不含中心实验室和各类研究所（室）、学生、规培学员等）。	此项目按实际配备专职科研人员数和应配备人员数的比例折算。
创新发展（28分）	11. 医疗卫生三名工程（3分）	高层次医学团队管理	3	根据高层次医学团队年度评估结果赋分，团队平均得分最高者得 3 分，其他单位按与最高分的比例折算得分。	高层次医学团队专项年度评价按照市卫生计生委统一要求进行，在各团队，医院自评基础上，综合采取委托第三方评估，电脑系统对客观指标评估赋分和专家评议的方式进行。

续表

一级指标	二级指标	三级指标	分数	评分标准	指标说明
信息化建设（9分）	12. 医院信息化水平和安全（9分）	1. 电子病历评级	2	市属医院通过5级得2分，成功申报5级测得1分。市孙逸仙心血管医院、眼科医院、康宁医院、中国医科院肿瘤医院深圳医院、萨米医疗中心电子病历历评估2018年达到4级得1分。	5级及以上按国家测评结果评分；4级及以下按市医学信息中心测评结果评分。
		2. 信息互联互通标准化成熟度测评	3	通过四乙评审得3分，通过三级评审得2分，已申请测评，通过文审得1分。	五乙及以上按国家评结果评分；四甲及以下按市医学信息中心测评结果评分。
		3. 信息安全	2	2018年9月30日前获得2018年度信息安全等级保护测评报告或符合（评价为符合或基本符合），得2分。若医院发生信息安全事件被政府部门通报，或市医管中心系统政府绩效因信息安全被扣分，该项不得分，且倒扣4分。	若医院发生信息安全事件被政府部门通报，或市医管中心系统政府绩效因信息安全被扣分，该项不得分，且倒扣4分。
		4. 远程医学平台建设	2	医院建成远程医学或远程医学中心，实现远程视频会议、远程会诊等功能得1分；实现与医管中心远程医学平台对接1分。	除客观因素外，未实现远程视频会议、远程会诊等功能的，未实现与医管中心实时准确对接的，一律不得分。

续表

一级指标	二级指标	三级指标	分数	评分标准	指标说明
公共服务（7分）	13. 便民服务措施（3分）	1. 便民服务中心运行	2	对门诊、住院便民服务中心设置及运行情况进行检查，此项得分满分 2 分。	中心将组织对门诊便民服务中心及住院便民服务中心进行检查，两者各占 1 分。
		2. 预约挂号	1	门诊患者中通过预约方式就诊的比例（预约比）目标值设为 70%。低于 70% 的按照完成目标值的比例评分；达到 70% 的得 1 分；每高于目标值 10 个百分点加 0.25 分。	预约挂号的数据以市卫计委官网公布数据为准。此项得分不封顶。预约比的计算中总号源不包括急诊、体检、预防保健等一些无法预约的号源。
	14. 公共卫生服务（4分）	承担公共卫生任务	4	1. 按照市卫计委印发的深圳市医疗机构公共卫生服务责任清单和工作指南，调取市卫计委公共卫生考核成绩评分，此小项共 2 分。 2. 积极参与医联体建设得 1 分；医联体建设有成效 1 分，此小项共 2 分。	1. 此项为落实医改工作任务项目，医院需根据深圳市医疗机构公共卫生服务责任清单和工作指南完成公共卫生工作，中心按照市卫计委公共卫生考核成绩进行评分。 2. 按照报送《广东省医联体建设成效评价指标》情况进行评分。

续表

一级指标	二级指标	三级指标	分数	评分标准	指标说明
	15. 医疗费用控制（6分）	1. 门诊次均费用年增幅	3	门诊次均费用年增幅（3分）：门诊次均费用年增幅≤9%，得3分。每超0.1个百分点扣0.3分，扣完3分为止。	门诊次均费用年增幅＝（2018年门诊患者次均费用－2017年门诊患者次均费用）/2017年门诊患者次均费用×100%。2018年门诊患者次均费用时间段为2017年10月1日—2018年9月30日；2017年门诊患者次均费用时间段为2017年1月1日—12月31日。
		2. 住院次均费用年增幅	3	住院次均费用年增幅（3分）：住院次均费用年增幅≤8%，得3分。每超0.1个百分点扣0.3分，扣完3分为止。	住院次均费用年增幅＝（2018年出院患者次均费用－2017年出院患者次均费用）/2017年出院患者次均费用×100%。2018年住院患者次均费用时间段为2017年10月1日—2018年9月30日；2017年住院患者次均费用时间段为2017年1月1日—12月31日。
成本效益（18分）	16. 药品、卫生耗材消耗情况（4分）	1. 药占比	2	药品收入（不含中药饮片）占医疗收入的比重（2分），达到目标值得2分。每高0.1个百分点，扣0.1分，扣完2分为止。	药品收入（不含中药饮片）占医疗收入的比重＝药品收入（不含中药饮片）/医疗收入×100%。考核时间段为2017年10月1日—2018年9月30日。

续表

一级指标	二级指标	三级指标	分数	评分标准	指标说明
成本效益（18分）	16. 药品、卫生耗材消耗情况（4分）	2. 百元医疗收入（不含药品收入）中卫生材料消耗	2	百元医疗收入（不含药品收入）中卫生材料消耗（2分），达到目标值得 2 分，每升高 0.1 个百分点，扣 0.1 分，扣完 2 分为止。	百元医疗收入（不含药品收入）中卫生材料消耗 = 卫生材料费 ×100 元/医疗收入（不含药品收入）。考核时间段为 2017 年 10 月 1 日—2018 年 9 月 30 日。
	17. 住院服务效率（4分）	1. 平均住院日	2	出院者平均住院日：通过 CMI 值校正后平均住院日达到目标值得 1.8 分；每缩短/延长 1 个百分点，加/减 0.1 分。	出院患者平均住院日计算方法：出院患者平均住院日 = 出院者占用总床日数/同期出院人数。考核时间段为 2017 年 10 月 1 日—2018 年 9 月 30 日。
		2. 病床使用率	2	病床使用率：达到目标值得 2 分；每偏离目标值 1 个百分点，扣 0.1 分，扣完 2 分为止。	病床使用率计算方法：病床使用率 = 实际占用的总床日数/实际开放的总床日数 ×100%。考核时间段为 2017 年 10 月 1 日—2018 年 9 月 30 日。
	18. 政府预算执行情况（4分）	全面预算支出执行率	4	为全面预算支出执行率为 95%—105% 之间得满分 4 分，每高（低）1% 扣 0.5 分，扣完 4 分为止。	全面预算支出执行率计算方法：医院全年实际支出总额/全面预算支出总额 ×100%，剔除发改与基建项目。

续表

一级指标	二级指标	三级指标	分数	评分标准	指标说明
公众评价（10分）	19. 患者就医体验（10分）		10	委托第三方进行医院就医体验度调查，最高分的医院得10分，其他医院按调查得分与最高分的比例折算得分。	患者就医体验度调查将主要包括：（一）门急诊患者就医体验：患者对就医环境、等候时间、就医费用、医生的专业水平、医护人员态度等方面的满意度，意见和建议。（二）住院患者就医体验：患者对入院、出院、治疗、诊疗质量，以及病房环境等方面的满意度，意见和建议。将每季度进行一次评估，取四季度均值作为计分依据。最高分的医院得10分，其他医院按照公式计分：得分＝医院满意度评分/满意度最高分×10。
总分				100分	

续表

附加分项目

一级指标	二级指标	三级指标	分数	评分标准	指标说明
创新发展	科教绩效	获得国家级重点项目立项		作为重点项目负责人每个加 10 分；子课题负责人每个加 5 分。	国家级重点项目指国家重点研发计划、国家科技重大专项、国家自然科学基金重点项目。中心根据立项文件等相关佐证材料进行评分。此项目按实际得分计算。
		获得国家级科学技术奖		国家一等奖第一完成单位加 30 分，其他完成单位加 20 分；国家二等奖第一完成单位加 15 分，其他完成单位加 10 分；三等奖第一完成单位加 10 分，其他完成单位加 5 分。	国务院设立了五项国家科学技术奖：国家最高科学技术奖、国家自然科学奖、国家技术发明奖、国家科学技术进步奖和国际科学技术合作奖。中心根据获奖证书等相关佐证材料进行评分。此项目按实际得分计算。
		发表影响因子 30 分以上 SCI 文章		作为第一作者或通讯作者，每篇加 5 分。	发表影响因子 30 分以上 SCI 文章单独计算分数。（第一作者与通讯作者分相同）。备注：各医院需提供由市医药卫生信息中心出具的"医药卫生科技引文检索表报告（以考核时间段为准）"。此项目按实际得分计算。

注：附加分的折算与使用办法由医管中心另行制定。

附录二 深圳市属公立医院 2018 年管理绩效考核评分体系

一级指标	二级指标	三级指标	评分标准
团队管理 (72分)	领导执行力 (28分)	1. 贯彻落实公立医院改革任务 (7分)	(1) 未贯彻及配合中心落实《增创市属医院改革发展核心竞争力 助力打造医疗卫生高地行动计划》《关于进一步推进市属公立医院综合改革实施方案的通知》《市医管中心关于印发建立现代医院管理制度暨完善市属医院内部管理制度框架体系实施方案的通知》《市医管中心关于加强市属公立医院高水平医院建设的指导意见》配套文件要求的,每事项扣1分,扣完为止。 (2) 根据《市医管中心关于印发深圳市公立医院管理中心 2018 年工作要点的通知》,未按规定和要求配合完成的,每事项扣1分,扣完为止。 (3) 人才建设。按照市属公立医院人才梯队建设工作要求,制定本单位学科人才梯队建设方案并组织实施。未及时成立领导小组扣1分,未及时梳理人才梯队建设情况并报送人才库成员名单扣1分,未及时制发本单位实施方案扣1分,未按实施方案完成年度计划扣2分。 (4) 十三五规划中期评估。(具体考核方案已另行印发,详见深医管办〔2018〕40号)
		2. 落实全面预算、成本管理工作 (8分)	(1) 落实全面预算管理工作 (4分):根据《市医管中心关于印发深圳市属公立医院系统全面预算管理暂行办法的通知》。 1) 全面预算编制落实到科室 (体现全面预算管理的全员参与)(1分):重点检查医院 2019 年全面预算编制情况 (工作底稿) 分为四个方面:一是检查各基层科室预算的编制情况 (0.25分),二是检查预算归口科室办公室的编制情况 (0.25分),三是检查全面预算办公室预算汇总情况 (0.25分),四是检查全面预算委员会的审核情况 (0.25分)。 2) 预算调整 (1分):前两次预算调整不扣分,第三次起申请调整 (不论项目、金额) 扣0.5分,扣完为止。

续表

一级指标	二级指标	三级指标	评分标准
团队管理（72 分）	领导执行力（28 分）	2. 落实全面预算、成本管理工作（8 分）	3）全面预算支出执行的合规控制（1 分）：重点检查医院各项支出的用款申请是否存在预算事项，每发现一项无预算、超预算、不符合审批程序的开支扣 0.1 分。 4）全面预算管理的结果运用（1 分）：检查全面预算绩效考核情况，重点是医院和各科室之间签订的责任目标书以及综合管理责任状涉及全面预算管理的条款（包括全面预算的收入、支出），以及落实情况。 （2）落实成本管理工作（4 分）：根据《市医管中心关于发印发深圳市属公立医院系统成本管理暂行办法的通知》。 1）检查年度医院成本控制方案（3 分）：根据年度预算安排制定当年成本控制方案、审核成本报告、综合分析成本管控情况，形成事前有目标（1 分）、事中有考核（1 分）、事后有分析（1 分）的成本管理模式。 2）每月编制成本分析报告（1 分）：成本分析报告应对全院的成本数据信息进行全面分析，有针对性提出改善医院成本管理效率的建议，按时完成成本核算月报表以及分析报告。 3）加分项。提供先进成本管理案例（1 分）：提供优秀先进成本管理案例或体现成本控制的先进事迹材料。
		3. 落实重大事项请示报告制度（3 分）	根据《深圳市公立医院管理中心重大事项请示报告制度》，发现未按要求完成，每项扣 0.5 分，扣完为止。
		4. 落实文化建设要求（2 分）	根据《市医管中心关于印发深圳市公立医院文化发展 2020 行动计划的通知》，考核"三个体系"15 个方面的构建情况，有 1 个方面发展要求提升扣 0.5 分，扣完为止。

续表

一级指标	二级指标	三级指标	评分标准
团队管理（72分）	领导执行力（28分）	5. 加强行政管理，提高行政效能（8分）	（1）管理费用率（2分）。管理费用率=管理费用/（医疗业务成本＋管理费用＋其他支出）×100%，剔除政策性增减因素。管理费用率较上年下降1%以上加1分，零增长不扣分；每增长0.1%扣0.1分，扣完为止。 （2）共2分。1）各医院主要负责人对信访工作负总责，一名班子成员分管，配有不少于2名的专兼职干部，建立健全本单位信访工作责任制和责任追究制；医院办信、接访、网上信访、督察督办，复查复核等基础业务工作规范、相关台账清楚，文本规范，资料齐全，及时向相关部门上报，未发生群众进京赴省到市上访；医院积极按照要求参加中心组织的信访培训（0.5分）。2）发现可能造成重大社会影响，未发生群众进京赴省到市上访；医院积极按照要求参加中心组织的信访培训（0.5分）。3）政府各相关管理部门收到的医疗纠纷投诉总量（扣除重复投诉）按照总服务量标准化后进行评分。本院投诉率=投诉案例数/万人次住院日工作量（其中门急诊人次按照《市属公立医院工作量系数和工作质量系数核算办法》，按比例折算工作量），按比例折算得分（0.5分）。4）按期办结率（0.5分）。按期办结率=办结件数/办件总数×100%，按比例折算得分（0.5分）。 （3）共2分，各医院要认真制订全面的2018年安全生产工作计划（0.5分）。按中心要求，建立隐患台账及每月按要求上报相关隐患信息（0.5分）。各单位全员安全生产培训须于2018年上半年完成（0.5分）。重要节假日主要负责人要带队进行安全生产检查；保证做到24小时值班，各单位主要负责人要严格执行请假制度，24小时手机开机，确保信息通畅（0.5分）。 （4）共2分，其他下发文件及工作方案，发现有未落实的事项，或未按时提交中心要求上报的各类材料的，每一项扣0.5分，扣完为止。 （5）加分项。选派人员到中心挂职锻炼一年，每人次加1分，不设上限。

续表

一级指标	二级指标	三级指标	评分标准
团队管理（72分）		6. 完成政府绩效考核目标任务、完成临时督办工作任务（3分）	1）完成政府绩效考核目标任务（重点是提升舆情应对能力，降低违纪违法案件发生率、落实审计相关规定，落实医院信息安全保护工作等政府绩效考核指标项目）。未按时保质完成市政府绩效考核指标项目按总分折算扣（政府绩效项目按总分折算扣2分）扣分，单位扣2分，扣完为止。 2）完成中心临时督办工作任务。未按时保质完成当年中心临时督办工作任务的，每项扣1分，扣完为止。
	管理质量（34分）	7. 加强舆情及宣传管理（3分）	1）舆情应对（1分）。根据《市医管中心关于印发深圳市公立医院管理中心舆情监测与应对管理办法的通知》，舆情责任单位在时限内完成舆情处置和处置情况进行扣分，每项扣0.2~1分，扣完为止。 2）宣传管理（2分）。根据《市医管中心关于印发深圳市公立医院管理中心系统宣传工作指导意见的通知》，各单位新闻宣传队伍报至综合管理部。活动结束时要将现场照片报送至综合管理部，活动开展后24小时内要将新闻宣传内容上传到本单位内、外网、微博、微信上（0.5分）；中心微信平台推送时按原则上控制在16：30前，各单位要及时报送信息（0.5分）；各单位要建立并完善本单位宣传机制，成立专门宣传工作推进小组（0.5分），扣完为止。未完成中心当年布置的其他宣传工作任务的，每项扣0.5分，扣完为止。
		8. 注重生态文明建设（4分）	（1）万元业务收入能耗支出（2分）：考核年度万元业务收入能耗支出比上一年度下降3%，达到要求的得2分，未达到要求的，每减少1个百分点扣0.5分，扣完为止。 （2）"治污保洁工程"项目完成情况（2分）：1）完成治污保洁节能减排类项目，每项得0.5分。2）纳入市治污保洁办考核并按要求完成的项目，每项得1分；提供项目开展视频在证材料，每项得0.25分。3）加分项。"绿色医院"。建设项目中心未按要求完成导致中心被扣分，则按中心被扣分值的1.2倍扣分，扣分不设上限。申报绿色医院建筑评审的，根据住建部2016年绿色医院评价新标准，获得3星级标识的得1.5分，同一项目可累计加分，上限为2分。

续表

一级指标	二级指标	三级指标	评分标准
团队管理（72分）	管理质量（34分）	9. 加强审计管理（10分）	（1）审计发现问题（5分）。中心基于审计报告，根据被审计单位审计查出问题的性质类型和严重程度，对财政财务收支情况做出评分。审计报告类型包括年度报表审计、专项审计、上级审计机关组织的和政府交办的各类专项审计。 1）小金库类（一票否决）。是否存在账外设账情况。资金来源不合规、违规取收费用、挤占挪用、滥发钱物、吃喝玩乐、送礼、私分、私存等，发现即为4分。 2）当年审计每发现问题，专项审计每发现一个问题扣0.5分；财务报表审计每发现一个问题扣0.1分，扣完为止。 （2）审计问题整改（5分）。审计机构基于被审计单位审计整改情况报告及资料，对被审计单位审计整改报告的真实性、有效性做出评价。该指标实行分制。审计整改情况报告类型包括年度报表审计整改情况报告、经济责任审计整改情况报告、专项审计整改情况报告、上级审计机关组织的和政府交办的各类专项审计整改情况报告。 1）当年审计发现问题，当年整改，使用加权平均法，扣完为止。 2）历年审计发现问题，尚未整改，使用加权平均法，扣完为止。 因政策或制度不明确造成未整改事项另行处理。
		10. 加强财政资金预算执行率（4分）	财政资金预算执行率≥95%得4分，低于95%不得分。
		11. 加强科教支出（2分）	医院科教支出占医院总支出的5%，开业5年内的医院为2%，其中品牌学科建设经费得到保障，达到要求得2分，低于要求按比例折算得分。（总支出不含市发改委投资建设经费）

续表

一级指标	二级指标	三级指标	评分标准
团队管理（72分）	管理质量（34分）	12. 强化资源使用规范、提高资源利用效率（8分）	（1）数据报送及信息维护。1）统计直报工作完成情况：卫生统计月报、季报、3+1年报、全年报数据及时性和准确性。根据市医学信息中心通报市属医院统计直报情况打分，漏报、迟报、错报1项扣0.5分。2）加强人事信息管理。未及时启用中心开发的人事系统并录入人事信息或未实现与中心开发的人事系统对接的每次扣0.5分。3）报送的部门决算、卫生年报不符合规定被相关单位通报、批评1次扣1分，未按月更新人事信息的每次扣0.5分。4）会计科目使用明显失真、失实的，每发现1次扣1分。 （2）物价医保。1）医保违规行为，由社保基金管理局提供，每发现1次扣1分。2）医疗服务价格违规行为，由价格监督检查局提供，每发现1次扣1分。 （3）资产管理。1）无配置许可证进行大型设备采购，市卫计委通报中心发现1次扣2分。2）医院违规招采，每发现1次扣2分。3）采购逾期付款，由市财政委改委采购办提供，通报1次扣1分。 （4）政府投资项目管理。1）未经中心允许直接向市发改委申报政府投资项目的立项，可研与概算，每发现1次扣2分。2）基建月（周）报、十二项民生工程等系统填报，政府投资项目管理系统填报，未按时填报1次扣1分。 （5）结余管理。当年度财务报表结余（不得剔除政策性因素）为正数的不扣分，负数的扣5分。根据《关于进一步规范事业基金使用的通知》要求，结余情况纳入医院领导班子管理绩效考核，当年度结余出现赤字的医院，所在院领导班子管理绩效按50%发放。

续表

一级指标	二级指标	三级指标	评分标准
		13. 加强廉政管理，完善党风廉政制度（5分）	1）根据《深圳市公立医院管理中心系统纪检监察工作制度》，各医院要配备专兼职人员≥3人，其中综合医院专职人员不得少于2人。未按规定配置人员的扣1分。 2）检查违纪违法案件：各医院应对违纪案件开展自查自纠，依法依规进行处理。发生拿回扣、行贿、受贿等党纪违法案件，医院未自查发现或处理不到位的，每人次扣1分，扣完为止；发生违法案件的，扣2分。 3）检查采购公示平台：未按要求执行医用设备、物资阳光采购公示平台公示的，每事项扣1分，扣完为止。 4）检查医院党风廉政建设相关工作制度，包括医院财务监管制度、重大问题议事规则、院务党务公开、干部交流轮岗、民主生活建设、医德医风考核、招标采购、信息公开、内部审计等相关制度的制定情况。未制定1项扣0.5分，扣完为止。
团队管理（72分）	党群管理（10分）	14. 加强党建工作及党性教育实践活动（5分）	1）党建工作管理。检查"三会一课"学习计划落实情况，发现未按计划完成的扣0.5分，扣完为止；检查党费收缴、使用管理，没按规定管理的扣1分；检查新进临聘人员党员组织关系转接工作，发现没按时转接的，每人次扣0.5分，扣完为止。 2）落实党性教育实践活动等党建工作：按上级和中心下发有关党建文件，制定并按期落实有关工作安排和学习计划，组织党员学习及相关培训工作，未按要求落实每事项的扣0.5分，扣完为止。 3）及时完成当年党建工作任务情况：对于上级或中心布置的任务，未按时、按质、按量完成的，每项扣0.5分，扣完为止。 4）党群工作管理制度建设。检查医院党委、纪检监察、工会、妇联、共青团相关制度建设情况；检查各种工作手册的健全规范情况。未制定一项扣0.5分，扣完为止。 5）加分项。当年度党建工作成绩突出，获得市委市政府卫计奖的，每项加0.5分；获得省委省政府或省卫计委奖励的，每项加1分；获得国家卫计委奖励的，每项加2分。同一事项不累计加分，取最高分，加分不超过2分。

续表

一级指标	二级指标	三级指标	评分标准
公共服务（8分）	指令性任务（5分）	15. 完成政府指令性工作任务情况（2分）	1）未按要求完成政府指令性工作任务，包括公共卫生服务、突发公共事件应急处置、重大活动医疗保障等内容，扣 2 分。 2）加分项。获市政府及以上部门嘉奖的，每次加 2 分，不设上限。
		16. 按规定落实对口支援帮扶工作（3分）	1）完成指令性对口帮扶工作时间半年以上，有政府指令文件。（1）支援医院≥3 家得 1 分；（2）对口帮扶医院等级晋升、新增专科 2 个或以上、符合其中一个条件得 1 分。 2）根据《市医管中心系统对口帮扶工作管理办法》，未按照要求执行，每项扣 0.5 分，扣完为止。
	信息公开（3分）	17. 主动信息公开（3分）	根据《国家卫生计生委办公厅关于印发医院、计划生育技术服务机构等 9 类医疗卫生机构信息公开目录的通知》（国卫办政务发〔2015〕12 号）要求，检查各单位在医院概况、医院环境、行风建设《深圳市事业单位信息公开试行办法》（深人社发〔2015〕65 号）要求，检查医院主动信息公开工作开展情况。事业单位法人年度报告、事业单位人力资源管理信息报告、人事管理相关信息、招聘信息、财务信息公开以及其他依照法律、法规和国家有关规定应当主动公开的信息；以上每项未按规定公开的扣 0.5 分，扣完为止。
员工评价（10分）	员工工作体验度（10分）	18. 员工工作体验度（10分）	采取委托第三方机构调查的方式，调查员工的评价度。最高分的医院获得满分 10 分。其他医院按测算值与最高分相比的百分比折算得分。考评分为三个方面：一是医院文化建设满意度、二是薪酬制度满意度、三是激励晋升机制的满意度。
中心评价（10分）	中心评议（10分）	19. 中心评议（10分）	中心领导班子成员、各部门正副部长对医院履行年度综合目标责任制的完成情况进行整体评价。

附录三　深圳市属医院 2018 年总会计师绩效考核评分体系（试行）

按照《深圳市属公立医院总会计师管理暂行办法》（深医管发〔2018〕2 号）、《深圳市属公立医院总会计师绩效考核暂行办法》（深医管发〔2018〕19 号）和市公立医院管理中心 2018 年度工作要点，制定本评分体系。

一级指标	二级指标	评分标准
1. 述职报告（10 分）	总会计师述职报告（10 分）	根据主任办公会通过的《深圳市属公立医院总会计师管理暂行办法》，对总会计师的职责进行考核，内容包括： （一）制度管理：财务管理制度、会计核算制度、内部控制制度及经济管理制度的建立、健全和执行情况； （二）财务管理：会计核算规范性、会计信息质量，编制和执行财务预算情况，财务动态编制工作质量； （三）经济效益：利用财务会计资料对医院运营成果及财务状况进行分析的情况； （四）监督执纪：在重大经营决策中的监督制衡情况，有无重大经营决策失误情况； （五）财务信息化建设情况及信息公开制度建设； （六）内部控制：财务风险控制情况，财会内部控制制度的完整性和有效性，包括研究、部署和检查内部控制工作； （七）审计执行：上级部门开展或委托外部审计的审计报告，监督执行审计意见和决定的情况； （八）人才储备：财会人员配备、业务培训及考核等情况； （九）其他需考核的事项。

续表

一级指标	二级指标	评分标准
2. 综合绩效考核（20分）	运行绩效考核（10分）	运行绩效考核＝运行绩效考核实际得分×10。
	管理绩效考核（10分）	管理绩效考核＝管理绩效考核实际得分×10。
3. 全面预算管理分析指标（10分）	全面预算收入执行率（5分）	全面预算收入执行率＝本期实际收入总额/本期全面预算收入总额×100%。执行率为95%—105%之间得满分5分。每高（低）1%扣0.5分。剔除政策性因素以及基建项目。
	全面预算支出执行率（5分）	全面预算支出执行率＝本期实际支出总额/本期全面预算支出总额×100%。执行率为95%—105%之间得满分5分。每高（低）1%扣0.5分。剔除政策性因素以及基建项目。
4. 结余指标（5分）	结余情况（5分）	本年结余为正数得满分5分，亏损不得分。不得剔除政策性因素。
5. 成本管理指标（5分）	管理费用率（5分）	管理费用率＝管理费用/（医疗业务成本＋管理费用＋其他支出）×100%。较上年下降1%得满分5分，零增长得4分，增长不得分。剔除政策性增减因素。
6. 经济运行分析（10分）	经济运行分析报告（10分）	根据《深圳市属公立医院总会计师绩效管理暂行办法》第13条第1款第5点"强化经济分析"，总会计师应定期对医院经济运行情况进行分析，每季度向中心及所在医院领导班子提交专题分析和专报。每向中心提交一份报告得2.5分，满分10分。
7. 自身队伍建设（20分）	规范从业管理（5分）	核查医保违规行为，由社保基金管理局提供，每发现1次，扣0.5分，满分5分。
	医疗服务价格违规行为（5分）	由价格监督检查局提供，每发现1次，扣0.5分，满分5分。
	财务报表质量（8分）	根据《深圳市属公立医院总会计师绩效管理暂行办法》第13条第1款第4点"总会计师对医院财务会计工作的合法性、合规性和会计资料的真实性、准确性和完整性承担主管责任"。审计、决算、年报报送发现财务报表未执行《医院财务制度》和《医院会计准则》的，每发现1项扣0.5分，满分8分，扣完为止。
	培训主讲（2分）	担任派驻医院财务专题培训主讲，由总会计师本人提供照片、培训素材、培训通知、签到表等。每季度培训1次，每次得0.5分，满分2分。

一级指标	二级指标	评分标准
8. 重点工作（20分）	财政性资金预算执行率（10分）	财政性资金预算执行率＝当年财政性资金预算支出/当年财政性资金预算补助。财政资金预算执行率大于等于95%得满分10分，达到90%得5分，90%以上按比例折算，以此类推，低于90%不得分。
	落实全面预算管理工作（2.5分）	根据《市医管中心关于印发深圳市属公立医院系统全面预算管理暂行办法的通知》。 1. 全面预算编制落实到科室（体现全面预算管理的全员参与）：重点检查医院2019年全面预算编制情况（工作底稿）分为四个方面：一是检查各基层科室预算的编制情况，二是检查预算归口科室的编制情况，三是检查全面预算办公室汇总情况，四是检查全面预算委员会的审核情况。 2. 预算调整：前两次预算调整不扣分，第三次起申请调整（不论项目、金额）扣分，扣完为止。 3. 全面预算支出执行的合规控制：重点检查医院各项支出的用款申请是否存在预算事项；每发现一项无预算、超预算、不符合审批程序的开支扣分。 4. 全面预算管理的结果运用：检查全面预算绩效考核情况，重点是医院和各科室之间签订的责任目标书以及综合管理目标责任状涉及全面预算管理的条款（包括全面预算的收入、支出），以及落实情况。 参考管理绩效考核评分标准换算，满分2.5分。
	落实成本管理工作（2.5分）	根据《市医管中心关于印发深圳市属公立医院系统成本管理暂行办法的通知》。 1. 检查年度医院成本控制方案：根据年度预算安排制定当年成本控制方案，审核成本报告，综合分析成本管控情况，形成事前有目标、事中有分解、事后有考核的成本管理模式。 2. 每月编制成本分析报告：成本分析报告应对全院的成本数据信息进行全面分析，有针对性提出改善医院成本管理效率的建议，按时完成成本核算月报表以及分析报告。 参考管理绩效考核评分标准换算，满分2.5分。
	审计事项（5分）	审计发现问题，及审计未整改的事项，参考管理绩效考核评分标准换算，满分5分。

续表

一级指标	二级指标	评分标准
9. 加分项 （10 分）	提供先进财 务管理案例 （10 分）	提供先进财务管理案例，满分 10 分，由市医管中心考评。
10. 一票 否决	廉洁自律	总会计师发现查实有廉洁方面问题或在中心核定的薪酬福利外领取医院其他报酬的，暂停职务并根据情节轻重，依照国家有关规定给予处分或处罚。

参考文献

一　中文文献

（1）专著

杜乐勋、张文鸣、黄泽民：《中国医疗卫生发展报告》，社会科学文献出版社 2006 年版。

方鹏骞：《中国公立医院法人治理结构及其路径研究》，科学出版社 2010 年版。

顾昕：《走向全民医保：中国新医改的战略与战术》，中国劳动社会保障出版社 2008 年版。

李玲、江宇：《中国公立医院改革：问题、对策和出路》，社会科学文献出版社 2012 年版。

（2）期刊论文

蔡志明、陈春涛：《现代企业制度与现代医院制度》，《中国医院》2004 年第 3 期。

曹茂旭：《论医院管理制度与制度管理》，《中国卫生质量管理》2012 年第 3 期。

常修泽：《新加坡医疗卫生体制的四点启示》，《学习月刊》2007 年第 4 期。

陈建平：《实施卫生投融资改革的初步设想》，《中国卫生资源》2002 年第 6 期。

陈建国：《关于公立医院管理改革的研究综述》，《生产力研究》2010 年第 2 期。

陈建国：《委托—代理视角的公立医院管理体制改革》，《经济体制改革》2010 年第 1 期。

陈烈平、潘宝骏、陈起燕等：《实行院长负责制的背景、内容及对人员表现的影响》，《中国医院管理》2003 年第 1 期。

陈民：《基于院长负责制的公立医院治理结构研究》，《中国医院》2011 年第 2 期。

陈宁姗、马安宁：《我国 16 城市公立医院管理体制改革进展分析》，《中华医院管理杂志》2012 年第 2 期。

陈群好：《深圳公立医院绩效量化改革的实践与思考》，《现代经济信息》2016 年第 3 期。

陈万春、孙希昌：《关于规范公立医院管理体制与运行机制研究》，《中国卫生经济》2011 年第 5 期。

陈喻：《试论公立医院传统人事管理制度的改革探讨》，《科技致富向导》2012 年第 13 期。

成都市编办、新都区编办：《全面构建现代公立医院管理制度——成都市新都区第二人民医院法人治理结构建设实践》，《中国机构改革与管理》2014 年第 9 期。

邓婕：《医药分开政策对深圳市公立医院经营效益的影响》，《中国医院管理》2017 年第 2 期。

董云萍、夏冕、张文斌：《国外公立医院管理体制及公益性制度安排对我国的借鉴意义》，《医学与社会》2010 年第 2 期。

杜乐勋：《美国公立医院设置对我国公立医院产权制度改革的启示》，《中国医院管理》2004 年第 2 期。

方鹏骞、张霄艳、谢俏丽等：《中国特色现代医院管理制度的基本框架与发展路径》，《中国医院管理》2014 年第 10 期。

方鹏骞、张霄艳、张凤帆等：《对我国现代医院管理制度中公益性与生产性的分析》，《中国医院管理》2014 年第 12 期。

方鹏骞、苏敏、闵锐等：《中国特色现代医院管理制度的问题与对策研究》，《中国医院管理》2016 年第 11 期。

方子、谢俏丽、张凤帆等：《我国现代医院管理制度中的运行监管与行业监管策略》，《中国医院管理》2015 年第 1 期。

傅炽良、阳建民：《深圳市实施药品零加成政策对公立医院住院费用的影响》，《中国医院管理》2013 年第 2 期。

傅倩倩：《深圳新型医疗卫生改革方案研究》，硕士学位论文，华东政法大学，2011 年。

宫芳芳：《深圳市罗湖区公立医院改革的探索与实践》，《中国医院》2015 年第 12 期。

顾佳峰：《基于空间计量模型的卫生资源配置分析》，《中国卫生统计》2014 年第 1 期。

顾旻轶、罗乐宣：《深圳医院管办分开落地》，《中国医院院长》2013 年第 23 期。

顾昕：《公共财政转型与政府卫生筹资责任的回归》，《中国社会科学》2010 年第 2 期。

顾昕：《公立医院去行政化：医保支付改革的制度基础》，《中国医疗保险》2017 年第 3 期。

郭斌：《从香港大学深圳医院管理模式看公立医院改革取向》，《医学与哲学（A）》2016 年第 5 期。

郭旭：《充分整合资源服务医改大局——访北京市医院管理局副局长刘建民》，《中国内部审计》2015 年第 9 期。

《国务院办公厅关于建立现代医院管理制度的指导意见》（国办发〔2017〕67 号）（2017 年 7 月 25 日），2017 年 9 月 30 日（http：//www. gov. cn）。

韩洪迅：《德国、英国、新加坡公立医院改革解读》，《中国医药指南》2007 年第 8 期。

郝兵：《新加坡医院改革的良方》，《医院领导决策参考》2006 年第 2 期。

郝瑞生、李贤仁、刘庆安：《培育和发展社会主义医疗服务市场的思考》，《中国卫生事业管理》1995 年第 12 期。

郝瑞生：《坚持问题导向探索"智慧式"研究型医院发展战略》，《中国医院》2014 年第 9 期。

郝瑞生、赵喆、魏伟等：《建立现代公立医院管理制度综述》，《中国研究型医院》2016 年第 3 期。

何小舟、郑海萍：《公立医院管理体制及公益性制度安排的国际经验借鉴》，《中华医学科研管理》2014 年第 1 期。

胡善联、龚向光：《新加坡医院体制改革》，《国外卫生经济》2001 年第 11 期。

胡万进：《我国公立医院"管办分开"模式研究》，《现代管理科学》2012 年第 4 期。

江捍平：《深圳市公立医院改革探索》，《医院院长论坛》2010 年第 1 期。

江捍平：《深圳公立医院管理体制改革制度设计》，《中华医院管理杂志》2012 年第 10 期。

柯山、赖配缘、陈雪琼：《深圳市公立医院人事制度综合配套改革工作初探》，《人力资源管理》2016 年第 2 期。

赖昕、蔡筱英、龚勋等：《我国公立医院公益性财政补偿现状与对策》，《中国医院管理》2011 年第 7 期。

李玲、张维、江宇等：《公立医院管理与考核的国际经验及启示》，《中国卫生政策研究》2010 年第 3 期。

李楠：《论医院绩效管理的人性化管理及其柔性化操作》，《中国集体经济》2016 年第 16 期。

李卫平：《我国医院产权制度改革实践分析》，《中国卫生经济》2002 年第 3 期。

李文敏、方鹏骞：《构建我国公立医院法人内外部治理结构的思考与设想》，《中国卫生事业管理》2007 年第 9 期。

李雯：《饶克勤谈现代医院管理制度建设》，《中国卫生人才》2015 年第 1 期。

李毅萍：《建立公立医院绩效考核评价体系的探讨》，《中国卫生经济》2008 年第 7 期。

刘大洪、李华振：《经济法视野里国企治理模式"两权分离失灵"的探源与反思》，《经济管理文摘》2006 年第 3 期。

刘建、万许兵：《我国公立医院政府补偿机制研究》，《中国卫生经济》2009 年第 9 期。

刘金峰、侯建林、雷海潮：《英国医院管理及对我国卫生改革的启示》，《中国卫生事业管理》2002 年第 10 期。

刘军民：《健全公立医院补偿机制的对策》，《经济研究参考》2007 年第 24 期。

刘丽波、赵黎明：《医疗体制改革与公立医院管理创新》，《山东社会科学》2009 年第 11 期。

刘倩倩：《完善我国医疗纠纷解决机制的对策分析》，硕士学位论文，山东师范大学，2015 年。

刘庭芳：《现代医院管理制度要义辨析及应处理好的几个关系》，《中国研究型医院》2016 年第 3 期。

刘小洲、黄桂新等：《现代医院管理制度下的医院信息化建设推进机制探讨》，《现代医院》2018 年第 18 期。

刘瑶、胡燕生：《综合性公立医院管理缺陷与对策》，《中国病案》2014 年第 1 期。

刘也良、陈晨：《罗湖：区内医疗资源全统一》，《中国卫生》2016 年第 9 期。

卢丽涛：《深圳公立医院改革样本试水"病人挑医生"》，《第一财经日报》2013 年 10 月 25 日第 A03 版。

陆家玉、徐爱军、施燕吉等：《医院治理结构与社会责任关系的实证研究》，《中华医院管理杂志》2015 年第 4 期。

陆荣强、徐爱军：《国外公立医院治理结构特点及对我国的启示》，《卫生经济研究》2009 年第 11 期。

罗乐宣、郑国彪、严吉祥等：《深圳市属公立医院人员薪酬管理及人事制度改革的探索》，《中国卫生人才》2014 年第 11 期。

罗乐宣、李创、董国营：《深圳构建现代公立医院管理制度的改革实践》，《中华医院管理杂志》2015 年第 6 期。

罗乐宣、徐勇、李创等：《深圳市临床医师技术等级评价制度试点进展分析》，《中国卫生政策研究》2015 年第 2 期。

罗永忠：《我国公立医院管理体制改革深度分析与对策研究》，博士学位论文，中南大学，2010 年。

吕春雨：《加速公医院法人治理结构的建立和完善》，《中国医疗前沿》2009 年第 8 期。

马艳、李创：《深圳公立医院管理体制改革的探索》，《中国机构改革与管理》2015 年第 4 期。

闵锐、汪琼、张霄艳等：《我国现代医院管理制度的保障机制研究》，《中国医院管理》2014 年第 10 期。

秦银河：《建设研究型医院的探索与实践》，《中国医院》2005 年第 10 期。

秦永方：《公立医院人事薪酬制度与绩效管理变革》，《现代医院管理》2015 年第 4 期。

秦志勇：《深圳市公立医院拟取消行政级别》，《人民政协报》2011 年 5 月 26 日第 A04 版。

冉利梅：《我国公立医院制度环境、制度安排与运行绩效的关联性研究》，博士学位论文，华中科技大学，2012 年。

饶克勤、刘新明：《国际医疗卫生体制改革与中国》，中国协和医科大学出版社 2007 年版。

饶克勤：《解析现代医院管理制度》，《中华医院管理杂志》2014 年第 10 期。

饶克勤：《构建公立医院运行新机制》，《中国卫生》2015 年第 6 期。

饶克勤：《建设符合我国国情的现代医院管理制度研究》，《中华医院管理杂志》2016 年第 10 期。

任益炯、金永春、张录法：《国有医院绩效评价的现状分析》，《中国医院管理》2005 年第 4 期。

沈华亮：《深圳特色的重特大疾病保障机制建设路径及思考》，《中国医疗保险》2013 年第 11 期。

沈堂彪：《浙江省卫生厅基层卫生管理处台湾全民健康保险制度的介绍与启示》，2013 年 6 月 18 日。

苏晓艳、熊季霞：《基于委托—代理理论视角的我国公立医院四种法人治理模式比较分析》，《辽宁中医药大学学报》2013 年第

9 期。

孙涛、王克霞、文晓初：《北京市公立医院管理人员职业化现状与分析》，《中国医院管理》2014 年第 2 期。

孙喜琢、宫芳芳：《深圳市罗湖区以居民健康为核心的公立医院综合改革探索与实践》，《现代医院管理》2016 年第 6 期。

唐超：《深圳公立医院评分走入"量化时代"》，《中国医院院长》2016 年第 Z1 期。

童忠：《中国特色现代医院管理制度的基本框架和发展路径》，《才智》2015 年第 19 期。

万祥波、朱夫、杨扬：《公立医院改革下的现代医院管理制度建设与创新——以江苏康复医疗集团为例》，《中国卫生事业管理》2013 年第 6 期。

汪刚：《深圳市公立医院编制测算初步研究》，《医学与社会》2012 年第 4 期。

汪丽娟、李士雪：《基于平衡记分卡的医院绩效评价指标体系的建立》，《卫生软科学》2006 年第 6 期。

王大平、刘辉、许金红：《深圳市新老市属医院人事薪酬制度比较及建议》，《中国卫生人才》2016 年第 11 期。

王发强、陈璐、陈金宏：《对新形势下创建研究型医院的几点看法》，《中国研究型医院高峰论坛》（2013 年），2015 年 12 月 17 日（http：//www. docin. com/p－1221296403. html）。

王发强：《研究型医院发展历程与展望》，《中华医院管理杂志》2016 年第 1 期。

王发省、王建军：《公立医院法人治理结构研究》，《中国医院管理》2009 年第 10 期。

王功立：《广东深圳市将实施公立医院医药分开》，《中国改革报》2012 年 5 月 14 日第 001 版。

王励：《日本医院的职业化管理》，《当代医学》2002 年第 12 期。

王勤：《新加坡的医疗保障制度》，《当代亚太》2001 年第

3 期。

王晓明、姚永浮:《英国的公立医院管理制度改革及启示》,《医院领导决策参考》2005 年第 8 期。

王妍:《所有权与经营权关系的当代发展及后现代企业制度的生成》,《当代经济研究》2013 年第 9 期。

王玉凤:《医改啃硬骨头深圳率先去编制化》,《第一财经日报》2016 年 9 月 12 日第 A01 版。

王长青:《公立医院体制改革的理论分析与实证研究》,博士学位论文,华中科技大学,2008 年。

王志灵:《深圳市强推公立医院管理改革》,《21 世纪经济报道》2012 年 6 月 25 日第 011 版。

吴明:《如何推进现代医院管理制度》,《健康报》2015 年第 5 期。

夏冕、张文斌:《"管办分离"语境下的公立医院管理体制研究》,《中国卫生经济》2010 年第 3 期。

向雨航:《深圳今年试点公立医院"去行政化"》,《南方日报》2014 年 2 月 19 日。

肖莹、张翔:《我国医疗纠纷处理机制现状与对策探讨》,《医学与社会》2013 年第 4 期。

谢世堂、沈慧、曹桂:《我国公立医院公益性内涵发展的思考》,《中国医院管理》2017 年第 9 期。

熊季霞、徐爱军:《基于回归公益性的公立医院治理结构改革建议》,《中国卫生事业管理》2010 年第 11 期。

熊玲:《我国公立医院"管办分离"改革模式的研究》,硕士学位论文,南昌大学,2012 年。

严妮、沈晓:《公立医院公益性反思与政府责任分析》,《中国医院管理》2015 年第 1 期。

阎惠中:《建立现代医院制度:一个跨世纪的目标》,《中国医院管理》1995 年第 10 期。

杨敬宇:《试论政府职能转变与公立医院管理体制改革》,《中国医院管理》2012 年第 6 期。

易利华：《医疗行业出现"滞胀"现象要探索建立现代医院管理制度》，《中国卫生》2008 年第 11 期。

于广军、高解春：《公共医院改革的国际比较研究》，《中国医院院长》2007 年第 9 期。

于广军、高解春：《全球化视野中的公立医院改革的国际比较研究》，《中国医院院长》2007 年第 9 期。

余俊英、周旭东、韩忠民：《公立医院绩效管理问题分析与改进建议》，《中国卫生质量管理》2015 年第 3 期。

余通：《市卫计委：深圳公立医院药品团购改革试点已作出三项整改》，《深圳特区报》2017 年 4 月 11 日第 A04 版。

余正、张健、杨婵婵：《公立医院管办分离改革理事会模式与董事会模式对比分析》，《中国医药科学》2014 年第 1 期。

俞卫：《成本管理的应用与发展模式》，《中国卫生》2008 年第 3 期。

袁赛阳：《现代医院管理制度建设中卫生管理体制改革的措施》，《求医问药》（学术版）2013 年第 2 期。

岳廷芳：《公立医院人员薪酬管理及人事制度改革的探索》，《人力资源管理》2015 年第 7 期。

詹国彬：《新加坡公立医院体制改革及其对我国的启示》，《东南亚研究》2013 年第 1 期。

张凤帆、张敏、方鹏骞等：《我国现代医院管理制度中政府与市场责任体现》，《中国医院管理》2014 年第 10 期。

赵建国、廖藏宜：《我国基层公立医院管理体制改革实践模式分析》，《财经问题研究》2014 年第 12 期。

赵瑞希：《深圳市所有公立医院将取消药品加成》，《新华每日电讯》2012 年 5 月 8 日。

赵云、农乐根：《医疗保险付费方式与公立医院管理体制改革》，《中国医院》2013 年第 6 期。

郑慧、徐霞：《医院人事管理制度改革探析》，《西部中医药》

2014 年第 10 期。

郑晏平：《逐步探索建立现代医院管理制度》，《中国当代医药》2009 年第 4 期。

《政府公共政策应着力"健康 +"》，《健康报》2016 年 5 月 16 日（http：//szb. jkb. com. cn/jkbpaper/html/2016 - 05/16/content_ 153122. htm）。

《中华人民共和国民法总则》，2017 年 3 月 15 日。

钟国伟、钟仁昌：《简论法治化的医院法人治理结构——兼评深圳公立医院法人治理结构方案》，《卫生经济研究》2009 年第 11 期。

钟南山：《三个标准衡量医改效果，改进公益性是根本》，2014 年 3 月 10 日（http：//news. 163. com/14/0310/16/qN04Q17Loop14 JB6. html）。

钟欣：《论中国特色现代医院管理制度的发展》，《消费导刊》2015 年第 11 期。

朱丰根：《公立医院治理和委托代理关系探索》，《中国医院管理》2009 年第 6 期。

朱夫、万祥波、杨扬：《建立现代医院管理制度的目标与关键问题和路径》，《中华医院管理杂志》2013 年第 4 期。

朱恒鹏、顾昕、余晖：《去行政化是公立医院改革的精髓——高州市人民医院改革与发展透视（下）》，《中国医疗保险》2010 年第 10 期。

朱锡光：《对建立现代医院管理制度的几点思考》，《中国医院管理》2005 年第 7 期。

左希洋、张亮：《发达国家现代医院法人治理结构现状》，《中国卫生经济》2008 年第 10 期。

二　英文文献

Kizer K. W. , Demakis J. G. , Feussner J. R. , " Reinventing VA Health Care：System Atizing Quality Improvement Quality Innovation",

Medical Care，Vol. 38，No. 1，2000.

　　Mattei P.，Mitra M.，Vrangbæk K.，et al.，"Reshaping Public Accountability：Hospital Reforms in Germany，Norway Denmark"，*International Review of Administrative Sciences*，Vol. 79，No. 2，2013.

　　Ramesh M.，"Autonomy Controlin Public Hospital Reforms in Singapore"，*American Review of Public Administration*，Vol. 38，No. 1，2008.

后　记

公立医院管理制度改革，不仅关系到政府财政的承受能力，更决定着人民群众的根本、切身、直接利益，其改革成功与否，将对医疗卫生事业的长远发展产生深远的影响。而作为中国医疗卫生服务提供主体的公立医院，其管理制度改革的成功与否，则在很大程度上决定了整个医疗卫生体制改革的成败。这是本书的研究缘起和思考起点。

作为2010年全国公立医院综合改革16个首批试点城市之一，深圳市于2012年正式启动公立医院管理体制改革。在充分科学调研、学习、论证的基础上，大胆创新，借鉴香港成立医管局的经验，深圳市政府于2013年5月设立深圳市公立医院管理中心，主动转变政府职能，实行"管办分开"，从此拉开了深圳市构建现代公立医院管理制度的序幕。5年来，医管中心代表深圳市政府统一履行公立医院职责；成立理事会，初步建立以"分级决策、自主运营、多元监管、依法治理"为特征的"出资人"制度；构建现代公立医院协调、统一、高效的运行管理机制，主要包括经济管理制度、人力资源管理制度、诊疗服务模式等；坚持医疗、医保、医药和价格联动，积极推进公立医院综合改革，在推动构建现代医院管理制度实践进程中付出了巨大努力，取得了一系列喜人的成绩，初步构建起了具有现代意义的公立医院管理制度。

深圳在继续改革和完善现代公立医院管理制度中仍然存在公立医院供给侧结构性改革需深化、公立医院管理制度不够健全、医院运行机制有待进一步畅通等一系列问题，需要继续建立更为科学合理的公立医院管理制度，并建立精细化、科学化、信息化的公立医院运行机制。面对新时代深圳完善现代公立医院管理制度所面临的新机遇和新挑战，本书建议从解决新时期健康医疗服务业主要矛盾，改变医疗与医保的投资结构和投资对象，改革完善现有公立医院经济管理制度、人事薪酬制度、服务管理制度、政府监管制度四大方面制度，整合全市公立医疗资源，构建和谐医患关系体系五个方面完善公立医院管理制度。本书相应研究成果为"深圳市人文社会科学重点研究基地成果"。

本书编撰的具体分工是：医管中心王大平同志牵头部署和整体指导书稿写作工作；医管中心林汉城同志负责书稿整体框架及内容全面把关工作；南方科技大学王苏生同志负责书稿分工及探讨会议召集工作；哈尔滨工业大学深圳研究生院许金红同志负责绪论、第一章、第二章、第五章、第六章、第七章的撰写工作及全书的统稿工作；南方医科大学深圳医院鲍丙寅同志负责第三章的撰写工作；医管中心洪智明同志、曾波同志共同负责第四章和第八章的撰写工作。他们勠力同心，精益求精，共同参与书稿写作，并进行多次交流探讨才定下终稿，在此对他们的辛勤劳动和艰辛付出表示最诚挚的感谢！

感谢深圳市社会科学院领导和同仁对本书在投稿、修改和完善过程中给予的无私奉献和大力支持，感谢本书的评审专家们，正是因为他们提出的真知灼见，本书才能得以不断完善，感谢本书的责任编辑对本书顺利出版付出的大量心血！

王大平

2018 年 9 月于深圳